Kohlhammer

Thorsten Kollmar, Peter Leonhardt,
Andreas Weiß

Sachkostensteuerung in vier Schritten

Ein Praxisratgeber für Krankenhaus-Teams

Verlag W. Kohlhammer

1. Auflage 2020

Gesamtherstellung: W. Kohlhammer GmbH, Stuttgart

Print:
ISBN 978-3-17-033555-4

E-Book-Formate:
pdf: ISBN 978-3-17-033556-1
epub: ISBN 978-3-17-033557-8
mobi: ISBN 978-3-17-033558-5

Inhalt

Elektronische Zusatzmaterialien

Alle Tabellen in diesem Werk können Sie als elektronische Zusatzmaterialien* unter folgendem Link herunterladen: https://dl.kohlhammer.de/978-3-17-033555-4

* Wichtiger urheberrechtlicher Hinweis: Alle zusätzlichen Materialien, die im Download-Bereich zur Verfügung gestellt werden, sind urheberrechtlich geschützt. Ihre Verwendung ist nur zum persönlichen und nichtgewerblichen Gebrauch erlaubt. Jede Verwendung außerhalb der engen Grenzen des Urheberrechts ist ohne Zustimmung des Verlags unzulässig und strafbar. Das gilt insbesondere für Vervielfältigungen, Übersetzungen, Mikroverfilmungen und für die Einspeicherung und Verarbeitung in elektronischen Systemen.

Die Autoren

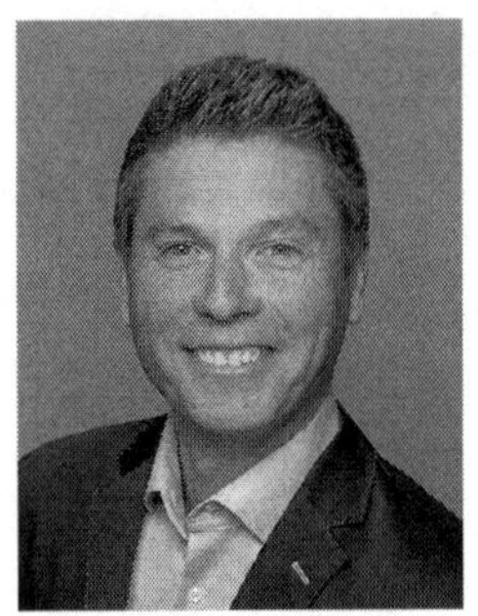

Dr. med. Thorsten Kollmar ist Facharzt für Orthopädie und Unfallchirurgie mit betriebswirtschaftlicher Zusatzqualifikation (MBA). Nach langjähriger klinischer Tätigkeit folgte im Jahr 2009 der Wechsel in die Krankenhausberatung. Thorsten Kollmar verfügt über umfangreiche Projekterfahrung in der Steuerung des medizinischen Sachbedarfs und blickt auf mehr als 10.000 Chefarztgespräche zur Verbrauchs- und Prozessoptimierung zurück.

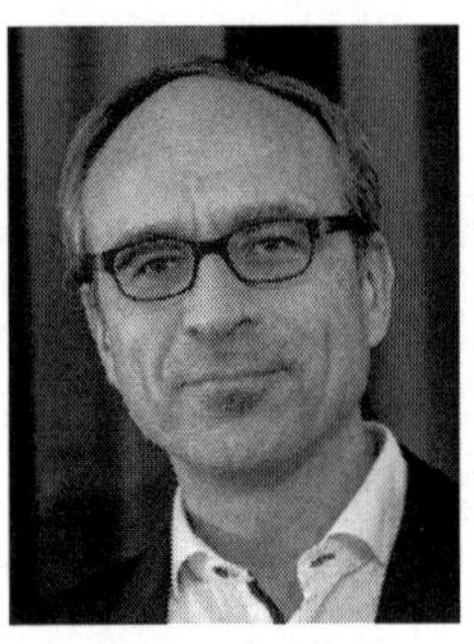

Andreas Weiß ist Diplom-Verwaltungswirt und Betriebswirt (VWA). Prokurist für Controlling, Finanzen und QM im Klinikum Leverkusen sowie Geschäftsführer der MVZ Leverkusen gGmbH und der Physio-Centrum MEDILEV GmbH. Erfolgreiche Einführung eines Sachkosten-Controllings im Klinikum Leverkusen. Zahlreiche Publikationen und Vorträge zu Themen des Gesundheitsmanagements. Seit 2016 Vorstandsmitglied des Deutschen Vereins für Krankenhaus-Controlling (DVKC e.V.).

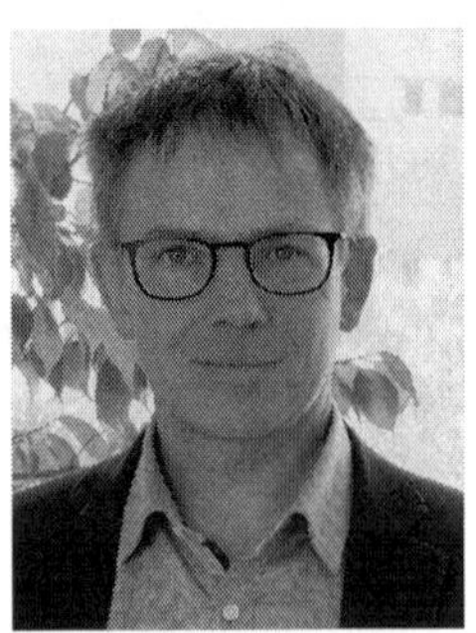

Dr. med. Peter Leonhardt ist Neurologe und Arzt für Medizinische Informatik. Am Klinikum Leverkusen war er bei der Etablierung eines strukturierten Sachkostencontrollings beteiligt. Aktuell leitet er das Medizincontrolling am Marien-Hospital Euskirchen. Nebenbei referiert er regelmäßig zu verschiedenen Themen des Krankenhaus-Controllings. Seit 2019 ist er Vorstandsmitglied im Deutschen Verein für Krankenhaus-Controlling (DVKC e.V.).

Vorwort

Der medizinische Fortschritt auf der einen Seite und ökonomisch begründete Grenzen der zur Verfügung stehenden Ressourcen auf der anderen Seite lassen den Krankenhäusern nur wenig Gestaltungsspielraum. Die politischen Rahmenbedingungen fördern und fordern einen rationalen Umgang mit den komplexen medizinischen Abläufen, die weder Medizin noch Ökonomie alleine gestalten können.

Die Analyse der Sachkosten eines Krankenhauses spiegelt die Qualität der medizinischen Prozesse exakt wider und erlaubt Rückschlüsse auf den medizinischen und ökonomischen Erfolg. Wenn es gelingt, die unterschiedlichen Berufsgruppen mit auf diesen gemeinsamen Weg zu nehmen, entwickelt sich eine Gesprächs- und Umsetzungskultur, die sich durch gegenseitiges Verständnis, Anerkennung der Fachkompetenzen und Respekt auszeichnet.

Die Autoren unternehmen in 4 praxisnahen und bestens nachvollziehbaren Schritten den Versuch, den Teilbereich der Sachkostensteuerung als ein Führungsinstrument darzustellen, das nur interdisziplinär gelebt Aussicht auf Erfolg hat. So wird ein Weg aufgezeigt, der in einem kontinuierlichen Dialog Transparenz, Plausibilität, Effizienz und Prozessqualität nachweislich verbessert.

Der Praxisratgeber »Sachkostensteuerung in 4 Schritten« beruht auf einer langjährigen Erfahrung der Autoren im Erfassen und Umgang belastbarer betriebsinterner Daten, mit berufsübergreifenden Entscheidungsprozessen und Umsetzungsprojekten des Change Managements. Dadurch ist ein Kompendium entstanden, das den Führungskräften eines modernen Krankenhauses hilfreich zur Seite gestellt werden sollte.

In der mehr als 25-jährigen Erfahrung der Führung einer Klinik und als Ärztlicher Direktor eines Krankenhauses der Maximalversorgung, konnte ich die Wirksamkeit medizin-ökonomischen Instrumente der Sachkostensteuerung, wie sie die Autoren beschreiben, selbst kennenlernen und erfolgreich nachweisen.

Nicht theoretisches Wissen, sondern aktives und praxisnahes gemeinsames Gestalten im Dialog können die konstruktive Dynamik erzeugen, die letztendlich für den Erfolg eines Krankenhauses im Konkurrenz- und Überlebenskampf ausschlaggebend ist.

Priv.-Doz. Dr. Jürgen Zumbé | Köln, im April 2020

I Grundlagen

1 Einführung

»Medizinische Sachkosten in einem Krankenhaus« – das klingt zunächst wenig aufregend und herausfordernd. Zudem scheint das Thema auch besondere betriebswirtschaftliche Kenntnisse vorauszusetzen. Die meisten Publikationen zum Krankenhausmanagement beschäftigen sich daher eher mit anderen, scheinbar spektakuläreren Fragen: Pflegepersonalmangel, Digitalisierung, Umbau des DRG-Fallpauschalensystems. Aber schon ein erster Blick auf die wirtschaftliche Bedeutung dieses Kostenblocks (► Abb. 1.1) zeigt die Relevanz und die dringende Notwendigkeit für Krankenhäuser, sich intensiv damit auseinanderzusetzen (Statistisches Bundesamt 2019).

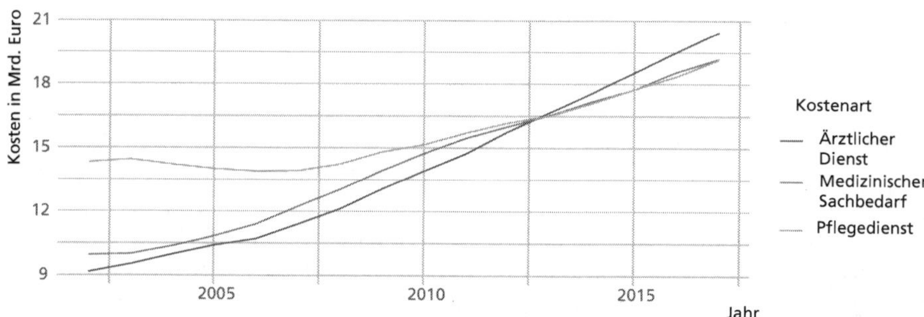

Abb. 1.1: Ausgabenentwicklung 2003 – 2016 nach Kostenarten (Quelle: Statistisches Bundesamt, http://www.gbe-bund.de, Stand 27.05.2019)

Sofort wird erkennbar, dass die Gesamtaufwendungen für medizinische Sachkosten fast genauso hoch sind wie für den gesamten Ärztlichen Dienst oder den Pflegedienst.

Woran liegt es, dass die Bereitschaft zur Beschäftigung mit den medizinischen Sachkosten immer noch nicht selbstverständlich ist? Wahrscheinlich daran, dass steigende Kosten für medizinischen Bedarf spontan auf steigende Preise zurückgeführt werden und damit unvermeidbar scheinen. Die Steuerung wird eher allein bei der Einkaufsabteilung sowie der Apotheke und weniger bei den Ärzten und Pflegekräften verortet.

Kosten sind das Produkt aus Menge und Preis, und inwieweit die Art und die Menge des verbrauchten Materials eine Kostenentwicklung beeinflusst, liegt häufig nicht im Fokus. Dabei können sowohl Art als auch Menge des medizinischen Bedarfs sehr wohl bewusst beeinflusst, sprich: gesteuert werden.

Diese Steuerung geschieht im Krankenhaus durch zahlreiche Personen in vielen Bereichen, Stationen, Operationssälen, Funktionsabteilungen usw. Man sollte also meinen, dass ein strukturiertes Sachkosten-Controlling alle Verantwortlichen interdisziplinär und hierarchieübergreifend einbindet. Dass dieser Ansatz allerdings in den meisten Krankenhäusern noch nicht realisiert ist, zeigt die vom Deutschen Verein für Krankenhauscontrolling, der Schumpeter School of Business and Economics sowie der zeb herausgegebenen Studie »Controlling im Deutschen Krankenhaussektor 2018/2019« (Maier et al. 2019). Demnach werden nur in 8 % der Häuser die klinischen Bereiche in die Mengen- und Verbrauchssteuerung einbezogen, und nur in 14 % der Häuser werden Ärzte und Pflegekräfte in die Ableitung von Handlungsmaßnahmen eingebunden. Das Medizincontrolling ist nach den Studienergebnissen nur in einem von 50 Häusern mit der Erstellung von Sachkostenberichten befasst – obwohl hier doch die Kompetenz zur Verknüpfung von medizinischer und ökonomischer Perspektive gebündelt sein sollte.

Der interdisziplinäre und hierarchieübergreifende Ansatz macht das Sachkosten-Controlling zu einem herausfordernden und besonders komplexen Change-Management-Projekt. Dieser Veränderungsprozess dient aber nicht als Selbstzweck.

Leitende Idee bei der Steuerung von medizinischen Sachkosten ist vielmehr, dass alle gemeinsam die Versorgungsqualität der ihnen anvertrauten Patienten sichern wollen und können.

Dieses Buch ist eine Motivation für den Start bzw. den weiteren Ausbau der gemeinsamen Steuerung der medizinischen Sachkosten durch alle Verantwortlichen – auch Ärzte und Pflegekräfte.

Dieses Buch ist eine konkrete Anleitung für die Praxis, entwickelt aus der Praxis. Es ist handlungsorientiert und qualifiziert auf diese Weise alle Beteiligten, mit ihrer jeweiligen eigenen Profession und Kompetenz an der Steuerung der Sachkosten mitzuwirken – auch ohne besondere betriebswirtschaftliche Kenntnisse.

Um die Komplexität der Aufgabe zu reduzieren, wird die Steuerung von medizinischen Sachkosten in diesem Buch in vier aufeinander aufbauenden Schritten entwickelt.

Für jeden dieser Schritte werden Beispiele aus der Praxis herangezogen und erläutert. Diese Praxisbeispiele helfen nicht nur bei der Etablierung des Themas, sondern dessen Anwendung in Ihrem Krankenhaus wird schon bald und unmittelbar einen positiven Einfluss auf die Wirtschaftlichkeit haben. Und zwar nicht nur als einmaliger wirtschaftlicher Effekt, sondern als eine kontinuierliche und nachhaltige Verbesserung.

Und Sie werden feststellen, dass die Wirkung von Sachkosten-Controlling weit über eine reine Kostenreduzierung hinausgeht. Mit der Etablierung eines transparenten, detaillierten Berichtswesens und einer offenen Gesprächskultur schaffen wir die Grundlage, um im interdisziplinären Dialog die medizinischen Kernprozesse zum Wohle der Patienten zu verbessern.

Das Buch richtet sich an einen umfassenden Personenkreis im Krankenhaus und will die Aufgabe der Verantwortlichen unterstützen, alle relevanten Berufsgruppen bei der Steuerung der Sachkosten einzubinden: Ärzte, Pflegekräfte, medizinisch-technischer Dienst als Anwender sowie (Medizin-)-Controller, Geschäftsführer, Einkäufer und Apotheker.

2 Wie sind Sachkosten definiert? Welche Sachkosten können wir beeinflussen und steuern?

2.1 Definition

Wenn wir von Sachkosten-Controlling sprechen, müssen wir uns zunächst klarmachen, was mit Sachkosten gemeint ist. Eine Definition liefert das Statistische Bundesamt (Destatis) in seiner jährlich aktualisierten Reihe »Kostennachweis der Krankenhäuser – Fachserie 12 Reihe 6.3«. Demnach werden als Sachkosten die folgenden Kostenarten bezeichnet:

- Lebensmittel und bezogene Leistungen
- Medizinischer Bedarf
- Wasser, Energie und Brennstoffe
- Wirtschaftsbedarf
- Verwaltungsbedarf
- Zentrale Verwaltungsdienste
- Zentrale Gemeinschaftsdienste
- Wiederbeschaffte Gebrauchsgüter
- Pflegesatzfähige Instandhaltung
- Versicherungen
- Sonstige Abgaben
- Sonstige Sachkosten
- Nachrichtliche Sachkosten

Diese Sachkosten umfassen insgesamt mehr als ein Drittel der Krankenhauskosten (2017: 37,0 %) und verteilen sich wie in Abbildung 2.1 dargestellt (▸ Abb. 2.1).

Uns interessiert hier insbesondere der zweite Punkt, der *medizinische Bedarf*. Dazu gehören laut Destatis:

- Arzneimittel
- Blut/Blutkonserven/Blutplasma
- Verband-, Heil- und Hilfsmittel
- Ärztliches und pflegerische Verbrauchsmaterial/Instrumente
- Narkose- und sonstiger OP-Bedarf
- Laborbedarf
- Implantate
- Transplantate

- Dialysebedarf
- Kosten für Krankentransporte
- Sonstiger medizinischer Bedarf

In der Krankenhausbuchführungsverordnung (KHBV) ist der medizinische Bedarf der Kontenklasse 66 zugeordnet, die in Kapitel 5.3 beschrieben wird (► Kap. 5.3). Die Gliederung nach der KHBV ist umfassender als die Destatis-Definition. Mehrere KHBV-Positionen, z. B. Untersuchungen in fremden Instituten, sind in der Krankenhausstatistik vom Destatis nicht zu identifizieren.

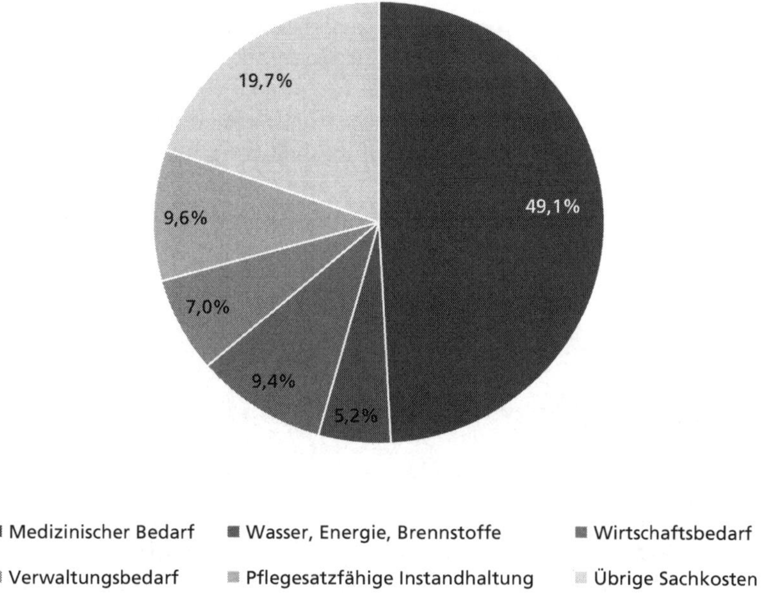

Abb. 2.1: Verteilung der Sachkosten (Statistisches Bundesamt, Destatis 2018)

2.2 Pseudo-Sachkosten

Die Definitionen nach Destatis und KHBV decken sich größtenteils, aber nicht vollständig mit dem, was auch Ärzte und Pflegekräfte üblicherweise unter »Sachbedarf« verstehen: nämlich die Artikel, die unmittelbar für die Patientenversorgung eingesetzt werden, d. h. »alles, was man anfassen kann«. Es gibt allerdings einige Positionen, die nicht unmittelbar diesem Allgemeinverständnis von »Sachkosten« entsprechen, z. B. Transportkosten, insbesondere aber die »Untersuchungen in fremden Instituten«, also z. B. Aufwendungen für externe Laboratorien, und »Honorare für nicht im Krankenhaus angestellte Ärzte«. Wir bezeichnen diese Positionen hier als »Pseudo-Sachkosten«. Buchhalterisch ist es korrekt und erforderlich, diese Aufwendungen als Sachkosten zu buchen. Wenn wir allerdings mit den klinisch Verantwortlichen über die Mengensteuerung »vor Ort« auf den Stationen, im OP usw. diskutieren, so möchten wir uns in der Regel mit dem Sachbedarf im engeren Sinn beschäftigen. Die Pseudo-Sachkosten könnten bei der Analyse des Sachkostenberichts einer Abteilung störend und verzerrend wirken.

Offensichtlich ist dies beim Einsatz von Personaldienstleistern. In der Regel arbeiten diese nicht längerfristig im gleichen Krankenhaus, sondern werden bei Bedarf, also bei Unterbesetzung häufig in der Pflege, mehr oder wenig kurzfristig verpflichtet. Der Einsatz der Personaldienstleister ist nur begrenzt von den vor Ort für den Sachkosteneinsatz verantwortlichen ärztlichen und pflegerischen Mitarbeitern beeinflussbar, da er vorwiegend von der Situation auf dem Arbeitsmarkt abhängt. Somit würden in einer Darstellung des gesamten medizinischen Bedarfs die Kosten für diese Dienstleistungen die eigentliche Zielgröße, nämlich den vor Ort beeinflussbaren Materialeinsatz, verfälschen. Insbesondere erschwert die Integration der Pseudo-Sachkosten einen Krankenhausvergleich. Der Einsatz von externem Personal und die Inanspruchnahme externer Institute fällt von Haus zu Haus äußerst unterschiedlich aus.

2.3 Bereinigter medizinischer Sachbedarf (BMES)

Wenn wir nun ein Controlling des medizinischen Sachbedarfs aufbauen, so müssen wir uns grundsätzlich überlegen, ob und wie die oben beschriebenen Pseudo-Sachkosten im eigenen Krankenhaus berücksichtigt werden sollen. Wir empfehlen, diese Positionen sowohl im Sachkostenbericht (► Kap. 5) als auch bei der Definition der relevanten Kennzahlen und bei der Diskussion der Ergebnisse in den Sachkostendialogen separat zu betrachten und nicht mit den Sachkosten im engeren Sinn zu vermischen. Zu diesem Zweck führen wir den Begriff des »Bereinigten medizinischen Sachbedarfs« (BMES) ein. Den BMES definieren wir als Differenz der Sachkosten im Sinne der Kontenklasse 66 abzüglich der Pseudo-Sachkosten – sofern diese auf Kontenebene differenziert werden können. Eine mögliche Definition des BMES ist wie folgt:

Summe der Kontengruppe 66 abzüglich

- Aufwand zur Bildung von Rückstellungen
- Untersuchungen in fremden Instituten
- Konsile
- Bezogenes Personal, Honorare
- Sekundärleistungen

- Transportkosten
- Wareneinsatz für Externe

= Bereinigter medizinischer Sachbedarf (BMES).

Für die Umsetzung im Krankenhaus bietet es sich an, den BMES als Positivliste auf Basis der vierstelligen Kontengruppen zu definieren. Das bedeutet, dass z. B. die folgenden Bereiche dem BMES zugeordnet werden:

- 6600 Arzneimittel (außer Implantate und Dialysebedarf)
- 6602 Blut, Blutkonserven und Blutplasma
- 6603 Verbandmittel, Heil- und Hilfsmittel
- 6604 Ärztliches und pflegerisches Verbrauchsmaterial, Instrumente
- 6606 Narkose- und sonstiger OP-Bedarf
- 6608 Laborbedarf
- 6613 Implantate
- 6614 Transplantate

Diese Differenzierung zwischen BMES und Pseudo-Sachkosten sollte im Reporting-Tool (Data Warehouse) relativ einfach darzustellen sein, indem die genannten Kontengruppen einmalig entsprechend gekennzeichnet werden. Sie können dann auf den verschiedenen Berichtsebenen (s. u.) isoliert ausgewertet werden.

Praxistipp

Definieren Sie für Ihr Sachkosten-Controlling, was zum BMES gehört, und verwenden Sie diese Definition auf allen Berichtsebenen immer einheitlich!

Die Ausgliederung der Pseudo-Sachkosten im Sinne des BMES bedeutet aber nicht, dass diese Positionen im Sachkostenbericht und in den Sachkostendialogen unberücksichtigt bleiben sollten. Vielmehr bietet es sich an – wenn die Kosten im jeweiligen Bereich relevant sind – eigene Statistiken z. B. für die Untersuchungen in fremden Instituten zu erstellen. Wie auch bei den anderen Sekundärleistungen (Labor, Radiologie usw.) handelt sich bei den Untersuchungen in fremden Instituten um beeinflussbare Kosten, die transparent gemacht und interdisziplinär besprochen werden sollten.

2.4 Entwicklung der Sachkosten in deutschen Krankenhäusern

Die Gesamtaufwendungen für medizinische Sachkosten in deutschen Krankenhäusern liegen mit 19,9 Mrd. Euro (hier Jahr 2017) fast genauso hoch wie für den gesamten

Ärztlichen Dienst (20,44 Mrd. Euro) und höher als der Pflegedienst (19,16 Mrd. Euro). Die Steigerungsrate liegt bei 5,8 % pro Jahr über die letzten 15 Jahre hinweg.

Zur Frage, wie sich die Sachkosten in deutschen Krankenhäusern entwickeln, können unterschiedliche Datenquellen herangezogen werden, u. a. die Daten des Statistischen Bundesamtes (Destatis 2019), welche in Tabelle 2.1a und Tabelle 2.1b zusammengefasst sind (► Tab. 2.1a, ► Tab. 2.1b).

Tab. 2.1a: Entwicklung der Personal- und Sachkosten in den deutschen Krankenhäusern

Bereich	2002	2003	2004	...	2014	2015	2016	2017
Ärztlicher Dienst	9,15	9,51	9,97	...	17,58	18,54	19,51	20,44
Pflegedienst	14,31	14,45	14,21	...	17,1	17,75	18,36	19,16
Medizinisch-technischer Dienst	5,2	5,34	5,54	...	7,64	7,99	8,3	8,72
Funktionsdienst	3,74	3,85	3,93	...	5,61	5,9	6,17	6,5
Klinisches Hauspersonal	0,62	0,59	0,53	...	0,37	0,37	0,37	0,37
Sonderdienst	0,21	0,2	0,21	...	0,28	0,29	0,3	0,32
Sonstiges Personal	0,33	0,31	0,33	...	0,41	0,39	0,43	0,55
Technischer Dienst	0,86	0,86	0,87	...	0,92	0,93	0,94	0,96
Verwaltungsdienst	2,53	2,59	2,66	...	3,6	3,72	3,84	4
Wirtschafts- und Versorgungsdienst	2,12	2,08	1,99	...	1,61	1,61	1,61	1,6
Nicht zurechenbare Personalkosten	0,48	0,57	0,62	...	1,04	1	1,24	1,17
Personalkosten	**39,55**	**40,35**	**40,86**	**...**	**56,16**	**58,49**	**61,07**	**63,79**
Arzneimittel	2,39	2,39	2,48	...	3,84	3,99	4,3	4,62
Ärztl. und pfleg. Verbrauchsmaterial	1,14	1,14	1,16	...	2,05	2,14	2,27	2,37
Blut, Blutkonserven und Blutplasma	0,66	0,63	0,65	...	0,86	0,85	0,88	0,89
Implantate & Transplantate	1,31	1,39	1,49	...	2,9	3,05	3,16	3,24
Laborbedarf	0,91	0,9	0,92	...	1,04	1,07	1,1	1,13
Narkose- und sonstiger OP-Bedarf	1,23	1,23	1,26	...	1,91	1,97	2,07	2,14
Sonstiger med. Bedarf	2,31	2,31	2,4	...	4,59	4,66	4,8	4,8
Sachkosten	**9,95**	**9,99**	**10,36**	**...**	**17,19**	**17,73**	**18,58**	**19,19**

Quelle: Statistisches Bundesamt Destatis 2019

Tab. 2.1b: Entwicklung der wichtigsten Kostenarten des medizinischen Sachbedarfs in deutschen Krankenhäusern

	2002	2017	%	Anstieg pro Jahr
Medizinische Sachkosten	**9,95**	**19,19**	**93 %**	**5,8 %**
– davon Arzneimittel	2,39	4,62	93 %	5,8 %
– davon Verbrauchsmaterial	1,14	2,37	108 %	6,7 %
– davon Blut	0,66	0,89	35 %	2,2 %
– davon Implantate	1,31	3,24	147 %	9,2 %
– davon sonstiger OP-Bedarf	1,23	2,14	74 %	4,6 %

Quelle: Statistisches Bundesamt Destatis 2019

Andere Datenquellen sind die InEK-Kalkulation (Sachkostenanteile im Report Browser) oder Studien. So analysiert die Inverto GmbH regelmäßig die Destatis-Daten (Inverto 2017). Die wesentlichen Ergebnisse dieser Analysen sind:

1. Die Sachkosten steigen in den letzten Jahren deutlich stärker als die Personalkosten (▸ Abb. 2.2).
2. Große Krankenhäuser weisen generell höhere Kosten pro Bett auf als mittlere und kleine Häuser.
3. In großen Krankenhäusern steigen die Sachkosten erheblich weniger stark als bei kleineren Häusern.
4. Privat geführte Kliniken haben eine deutlich geringere Kostenbasis pro Bett.

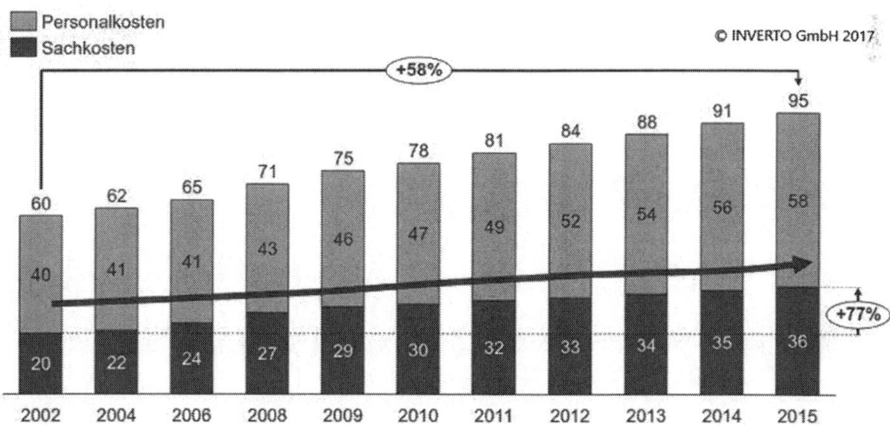

Abb. 2.2: Entwicklung der Sach- und Personalkosten in deutschen Krankenhäusern. (Quelle: Destatis, Darstellung: Inverto GmbH)

Die beschriebene Entwicklung widerspricht auf den ersten Blick der Aussage vieler Krankenhaus-Geschäftsführungen, dass vor allem die Personalkosten in den letzten Jahren gegenüber der Entwicklung der Basisfallwerte überproportional gestiegen seien. Bei der Bewertung der Studienergebnisse ist zu berücksichtigen, dass, wie oben beschrieben, nach Krankenhausbuchführungsverordnung (KHBV) auch externe Dienstleistungen, Honorarärzte, Leistungen ausgegründeter Abteilungen usw. als Sachkosten gebucht werden. Wenn also in den deutschen Krankenhäusern in den letzten Jahren vermehrt Honorarkräfte beschäftigt wurden, Sekundärleistungen wie z. B. Radiologie und Labor an externe Dienstleister vergeben wurden oder Küche, Wäscherei etc. als Servicegesellschaften ausgegründet wurden, so erklärt dies zumindest teilweise den überproportionalen Sachkostenanstieg.

3 Welche Erlöse stehen im Krankenhaus dem medizinischen Bedarf gegenüber?

In diesem Kapitel wird erläutert, wie die im Krankenhaus eingesetzten Sachmittel und insbesondere der medizinische Bedarf refinanziert werden.

Medizinischer Bedarf wird in den deutschen Krankenhäusern ganz überwiegend im Rahmen der vollstationären Behandlung eingesetzt. Dagegen spielen ambulante Leistungen in aller Regel eine untergeordnete Rolle. Gemäß dem Grundsatz der dualen Finanzierung fördern die Bundesländer die Krankenhausinvestitionen, während die gesetzlichen Krankenversicherungen die laufenden Betriebskosten finanzieren. Der Aufwand für medizinischen Bedarf ist den Betriebskosten zuzuordnen.

Die Vergütung der stationären Behandlung durch die gesetzlichen und privaten Krankenversicherungen erfolgt durch diagnosebezogene Fallpauschalen (German Diagnosis Related Groups, G-DRG)[1], Zusatzentgelte (ZE), Entgelte für neue Untersuchungs- und Behandlungsmethoden (NUB) sowie weitere Entgeltarten, z. B. für sogenannte Besondere Einrichtungen. In den allermeisten Krankenhäusern sind die G-DRGs mit großem Abstand die wichtigste Einnahmequelle (Faustregel: > 95 % der Erlöse aus Krankenhausleistungen). Ausnahmen sind z. B. hochspezialisierte Kliniken für Kardiologie, Neurochirurgie oder Onkologie, bei denen die ZE eine größere Rolle spielen können.

Für psychiatrische und psychosomatische Abteilungen bzw. Krankenhäuser gilt ein vollständig anderes Finanzierungssystem, die sogenannten PEPP. Da in diesen Häusern die Kosten für medizinischen Bedarf eine untergeordnete Rolle spielen, wird darauf hier nicht eingegangen.

3.1 Das G-DRG-System

Mit dem G-DRG-System werden stationäre Behandlungsfälle klassifiziert. Behandlungsfälle, die sowohl ökonomisch als auch medizinisch vergleichbar sind, werden in einer von ca. 1.300 Fallpauschalen (DRGs) zusammengefasst. Genau genommen gibt es fast doppelt so viele G-DRGs, da es einen Fallpauschalenkatalog für Hauptabtei-

1 Ab dem 01.01.2020 gilt das aG-DRG-System, in dem die Kosten der Pflege weitgehend ausgegliedert sind. Die Funktionsweise des Systems ist unverändert, insbesondere sind die im gesamten Buch beschriebenen Mechanismen und Beispiele zur Refinanzierung von Sachkosten nach wie vor gültig.

lungen und einen für Belegabteilungen gibt. Die G-DRGs werden jährlich vom Institut für das Entgeltsystem im Krankenhaus (InEK) definiert und kalkuliert.

Zum Beispiel gibt es im G-DRG-System 2019 die DRG »F17B: Wechsel eines Herzschrittmachers, Zweikammersystem, Alter > 15 Jahre«. Man erkennt an diesem Beispiel, dass für die Zuordnung eines Behandlungsfalls zu einer DRG unterschiedliche Einflussfaktoren eine Rolle spielen – hier: durchgeführter Eingriff, Art des Implantats und Alter des Patienten. Im Einzelfall können sich folgende fall- bzw. patientenbezogene Informationen auf die DRG-Zuordnung auswirken:

- Diagnosen, kodiert mit dem ICD-10-Katalog: sowohl die zur Aufnahme führende Hauptdiagnose als auch bestehende Begleiterkrankungen oder sich während der Behandlung entwickelnde Probleme;
- Prozeduren, kodiert mit dem OPS-Katalog: z. B. Operationen, invasive diagnostische und therapeutische Eingriffe, Arzneimittel, aber auch umfassende Therapiekonzepte wie z. B. Behandlung auf einer Schlaganfall-Spezialeinheit (sog. Komplexbehandlungen);
- Beatmungsstunden bei intensivmedizinisch versorgten Patienten;
- Verweildauer: auch in dem pauschalierenden G-DRG-System kann die Behandlungsdauer die Fallpauschale und damit den Erlös modifizieren;
- Alter, Geschlecht, Entlassart u. a.

Entscheidend für die sachgerechte DRG-Ermittlung im Einzelfall ist die vollständige und spezifische Dokumentation der oben genannten Falldaten, insbesondere der Diagnosen und Prozeduren. Diese Aufgabe übernehmen in den meisten Krankenhäusern professionelle Kodierfachkräfte, mit einigen Ausnahmen (so erfolgt z. B. die Kodierung der Operationen meist durch den Operateur). Wenn die Falldaten vollständig erfasst wurden, erfolgt die algorithmische Zuordnung zu einer DRG durch die sogenannte Grouper-Software. In der Regel wird also jedem Behandlungsfall genau eine DRG zugeordnet. Eine Ausnahme sind sogenannte Fallzusammenführungen, die in den Abrechnungsregeln z. B. bei kurzfristigen Wiederaufnahmen wegen medizinsicher Komplikationen vorgeschrieben sind. In diesen und ähnlich gelagerten Sonderfällen kann für mehrere Behandlungsepisoden nur eine DRG in Summe abgerechnet werden.

Um den mit der DRG verknüpften Erlös ermitteln zu können, ist jeder DRG eine sogenannte Bewertungsrelation zugeordnet. Synonym sind die Begriffe Kostengewicht oder Relativgewicht verbreitet. Wir sprechen hier von Bewertungsrelation, dies ist der im Fallpauschalenkatalog verwendete Begriff. Diese dimensionslose Größe ist jeweils für ein Jahr konstant und gilt bundesweit einheitlich. Die Bewertungsrelationen der einzelnen G-DRGs können dem vom InEK jährlich veröffentlichten Fallpauschalenkatalog entnommen werden. Die Tabelle 3.1 zeigt einen kleinen Ausschnitt des Fallpauschalenkatalogs für das Jahr 2019 (InEK GmbH, 2018) (► Tab. 3.1).

Die zweite Kenngröße, die bei der Ermittlung des DRG-Erlöses eine Rolle spielt, ist der Landesbasisfallwert. Dieser Eurobetrag kann von Bundesland zu Bundesland abweichen und wird jeweils für ein Jahr zwischen der Landeskrankenhausgesellschaft und den Landesverbänden der Krankenkassen ausgehandelt. Auf die naheliegende Frage, warum die Basisfallwerte der Bundesländer voneinander abweichen,

Tab. 3.1: Ausschnitt aus dem Fallpauschalenkatalog 2019

DRG	Bezeichnung	Bewertungsrelation bei Hauptabteilung
F17A	Wechsel eines Herzschrittmachers, Dreikammersystem oder Alter < 16 Jahre	1,609
F17B	Wechsel eines Herzschrittmachers, Zweikammersystem, Alter > 15 Jahre	0,847
F17C	Wechsel eines Herzschrittmachers, Einkammersystem, Alter > 15 Jahre	0,795
F18A	Revision eines Herzschrittmachers oder Kardioverters / Defibrillators (AICD) ohne Aggregatwechsel, Alter < 16 Jahre oder mit äußerst schweren CC, mit komplexem Eingriff oder mit aufwendiger Sondenentfernung	3,408

wird hier nicht eingegangen. Ebenso bleibt an dieser Stelle unberücksichtigt, dass sich die Bewertungsrelation und damit der DRG-Erlös bei Kurz- und Langliegern verändern.
Der DRG-Erlös berechnet sich nach der Formel:

$$DRG\text{-}Erl\ddot{o}s = Bewertungsrelation \times Landesbasisfallwert$$

Im obigen Beispiel der DRG F17B beträgt die Bewertungsrelation (im Jahr 2019 und in einer Hauptabteilung) 0,847. Bei einem angenommenen Landesbasisfallwert von 3.550 € beträgt im jeweiligen Bundesland somit der DRG-Erlös für die DRG F17B (Wechsel eines Herzschrittmachers, Zweikammersystem, Alter > 15 Jahre): 0,847 × 3.550 € = 3.006,85 €.

Eine Ausnahme bilden einige (wenige) unbewertete DRGs, für die vom InEK keine Bewertungsrelation festgelegt wurde. Werden vom Krankenhaus die entsprechenden Leistungen erbracht, so muss im Rahmen der Budgetverhandlungen auf Ortsebene eine Vergütung vereinbart werden.

Für die Ermittlung der Sachkostenrentabilität in Bezug auf eine definierte Fallgruppe reicht die Information, wie hoch die entsprechenden Fälle vergütet werden, nicht aus. Der DRG-Erlös soll die gesamten Kosten für die Patientenversorgung finanzieren, also insbesondere auch Personal- und Infrastrukturkosten.

Um sich Kosten-Erlös-Betrachtungen in Bezug auf den medizinischen Sachbedarf zu nähern, ist ein tieferes Verständnis der Kalkulationsmethodik und der sogenannten InEK-Matrix erforderlich. Dieser Matrix können Kostenanteile für definierte Kostenstellen- und Kostenartengruppen entnommen werden. Die Zusammenhänge werden im folgenden Abschnitt behandelt.

3.2 Kalkulation der G-DRG

Wie entsteht nun jedes Jahr ein neuer Fallpauschalenkatalog inklusive der Preise (Bewertungsrelationen)? Und welche Rolle spielen hierbei die Sachkosten?

Vereinfacht gesagt handelt es sich bei der jährlichen Kalkulation der G-DRGs durch das InEK um ein Ist-Kosten-basiertes System, mit dem die Preise für stationäre Behandlungen normiert werden. Diese Kalkulation basiert auf den durchschnittlichen Ist-Kosten der sogenannten Kalkulationshäuser. Das sind knapp 300 Krankenhäuser, die für jeden einzelnen Behandlungsfall nicht nur – wie alle anderen Krankenhäuser – die Leistungsdaten, sondern zusätzlich die Kostendaten an das InEK übermitteln. Die Messung der Einzelfallkosten nennt man Fallkostenkalkulation.

Die Idee hinter dem DRG-System ist also, dass für einen Behandlungsfall so viel erlöst wird, wie er im bundesweiten Durchschnitt bei seiner Erbringung kostet. Seit Jahren wird kritisiert, dass die Investitionsfinanzierung der Bundesländer nicht ausreicht und die Krankenhäuser einen Teil der nötigen Investitionen mit Einnahmen aus den DRG querfinanzieren müssen. Eine 1:1 Finanzierung der Betriebskosten durch die DRG sei aus diesem Grund nicht ausreichend. Vielmehr gehen die Krankenhäuser davon aus, dass – abhängig von Trägerform und weiteren Rahmenbedingungen – eine EBITDA-Marge von mindestens 4 bis 6 % erwirtschaftet werden muss, um auf Dauer wirtschaftlich agieren zu können. Die Krankenhäuser müssten also ihre Fallkosten unter den jährlich aktualisierten Bundesdurchschnitt senken, was zu einem Hamsterrad-Effekt führt.

Die jährliche Entwicklung des Fallpauschalenkatalogs ist ein zweistufiger Prozess: Fallkostenkalkulation durch die Kalkulationshäuser (▶ Kap. 3.3) und anschließend die DRG-Kalkulation durch das InEK (▶ Kap. 3.4).

3.3 Fallkostenkalkulation durch die Kalkulationshäuser

Für die Fallkostenkalkulation verteilen die Kalkulationskrankenhäuser ihre Kosten nach einem einheitlichen Regelwerk, das im regelmäßig aktualisierten InEK-Kalkulationshandbuch beschrieben ist, auf die stationären Behandlungsfälle. Gemeint sind hier die G-DRG-relevanten Kosten. Aus der Kalkulationsbasis des Krankenhauses auszugliedern sind insbesondere die im Zusammenhang mit Investitionen entstehenden Kosten, ambulante Behandlungskosten, Kosten für Forschung und Lehre sowie Ausbildungskosten. Dagegen sind beim medizinische Bedarf Rabatte, Boni und Skonti bei der Fallkostenkalkulation zu berücksichtigen. Die Kalkulation verfolgt einen Vollkostenansatz, d. h. alle Kosten des Krankenhauses, bis auf die oben beschriebenen, ausgegliederten Kostenanteile, werden den Behandlungsfällen zugeordnet.

Innerhalb eines Behandlungsfalls werden die Kosten folgendermaßen verteilt.

1. auf die Kostenstellengruppen:
   - Normalstation
   - Intensivstation
   - Dialyseabteilung
   - OP-Bereich
   - Anästhesie
   - Kreißsaal
   - Kardiologische Diagnostik / Therapie
   - Endoskopische Diagnostik / Therapie
   - Radiologie
   - Laboratorien
   - Diagnostische Bereiche
   - Therapeutische Verfahren
   - Patientenaufnahme und
2. auf die Kostenartengruppen:
   - Personalkosten Ärztlicher Dienst
   - Personalkosten Pflegedienst
   - Personalkosten medizinisch-technischer / Funktionsdienst
   - Arzneimittel (Gemeinkosten)
   - Arzneimittel (Einzelkosten)
   - Implantate
   - Übriger medizinischer Bedarf (Gemeinkosten)
   - Übriger medizinischer Bedarf (Einzelkosten)
   - Übriger medizinischer Bedarf (Leistung durch Dritte)
   - Medizinische Infrastruktur
   - Nichtmedizinische Infrastruktur

Ab 2020 werden die Personalkosten für den Pflegedienst aus den DRGs ausgegliedert. Diese Kostenartengruppe wird dann teilweise (Normalstation, Intensivstation, Dialyse und Patientenaufnahme) aus der InEK-Matrix eliminiert.

Innerhalb des Kalkulationsschemas wird demnach in drei Kostenartengruppen je DRG der Verbrauch an medizinischem Bedarf dokumentiert und dem jeweiligen Ort des Verbrauchs – den Kostenstellengruppen – zugeordnet. Unterschieden wird nach Arzneimitteln, Implantaten/Transplantaten und dem übrigen medizinischen Bedarf. Innerhalb der Arzneimittel und des übrigen medizinischen Bedarfs wird noch einmal zwischen den direkt zum einzelnen Behandlungsfall erfassten Kosten – Einzelkosten – und den zugeschlüsselten Gemeinkosten unterschieden. Im Kalkulationshandbuch ist detailliert, teilweise bis auf Artikelebene festgelegt, welche Kosten für Arzneimittel und für den medizinischen Bedarf den Gemeinkosten und welche den Einzelkosten zugerechnet werden. So müssen z. B. Arzneimittel mit fallbezogenen Kosten ab 300 € in aller Regel als Einzelkosten direkt dem jeweiligen Behandlungsfall zugeordnet werden.

Die zur Verteilung der Kosten vorgesehenen Bezugsgrößen sind ebenfalls im Kalkulationshandbuch beschrieben und orientieren sich in der Regel am Leistungsgeschehen der jeweils betrachteten Kostenstellengruppe. So wird z. B. der Verbrauch des

Sachbedarfs im OP anhand der zum jeweiligen Eingriff erfassten Schnitt-Naht-Zeit bemessen.

Ergebnis der Fallkostenkalkulation eines Kalkulationskrankenhauses ist eine Kostenmatrix für jeden einzelnen Behandlungsfall. Diese Kostenmatrizes übermitteln die Kalkulationskrankenhäuser dann jährlich an das InEK.

3.4 DRG-Kalkulation durch das InEK

Aus den von den Kalkulationskrankenhäusern zur Verfügung gestellten Kostenmatrizes für die einzelnen Behandlungsfälle werden vom InEK Durchschnittswerte für jede DRG berechnet. Als Ergebnis der jährlichen Kalkulation veröffentlicht das InEK für jede DRG eine Kostenmatrix. Diese zeigt somit die (auf die sog. Bezugsgröße normierten) Durchschnittskosten der jeweiligen DRG in den Kalkulationskrankenhäusern. Der Aufbau dieser vom InEK kalkulierten Matrizes entspricht dem von den Kalkulationskrankenhäusern verwendeten Schema (Kostenarten- und Kostenstellengruppen).

Die Tabelle 3.2 zeigt ein Beispiel aus dem DRG-System 2019, hier wieder die DRG F17B. Im Folgenden und später bei der Ermittlung der Sachkostenrentabilität (▸ Kap. 11.3) verwenden wir folgende Definitionen.

- Mit *Gesamtkosten InEK-Matrix* bezeichnen wir die Matrixsumme, im Beispiel also 2.664,40 €. Die Gesamtkosten entsprechen nicht dem DRG-Erlös (▸ Kap. 3.5).
- Unter *Kostenanteil* verstehen wir die Summe einer Teilmenge von Matrixfeldern. Der Kostenanteil für med. Bedarf ist also die Summe der Spalten 6a und 6b (6c, also Leistungen durch Dritte, zählen wir nicht zum Sachbedarf im engeren Sinn), also 131,21 € + 47,90 € = 179,11 €.

Die Kostenermittlung dient als Grundlage für die Berechnung der oben beschriebenen und im Fallpauschalenkatalog angegebenen Bewertungsrelationen.

Der beschriebene Prozess der DRG-Kalkulation führt zu einem bedeutenden Phänomen, der sogenannten kalkulatorischen Lücke. Die auf den Kostendaten des Vorjahres beruhenden Kalkulationen bestimmen den Preis der DRG-Fallpauschale des darauffolgenden Jahres, z. B. basiert die Kalkulation der im Jahr 2020 abrechenbaren DRGs auf den Ist-Kosten der Kalkulationskrankenhäuser im Jahr 2018. Allgemeine Preisänderungen werden über die Anpassung der auf Landesebene festgelegten Basisfallwerte ausgeglichen. Auf die Preisänderungen in einzelnen Produktgruppen kann auf diesem Wege allerdings nicht – zumindest nicht im Einzelnen – reagiert werden.

Vereinfacht gesagt: Die im Jahr x gemessenen Ist-Kosten der Kalkulationskrankenhäuser werden zu Erlösen im Jahr x+2. In der Folge führen also die im Abrechnungsjahr zwei Jahre alten Kostendaten zu einer Überbewertung der DRG-Fallpauschale, wenn die Krankenhäuser in der Zwischenzeit von Preisreduzierungen profitieren konnten.

Tab. 3.2: InEK-Matrix für die DRG F17B (2019) (Quelle: InEK 2018)

	Personalkosten			Sachkosten						Personal- /Sachkosten		
	Ärztlicher Dienst	Pflegedienst	med.-techn. /Funktionsdienst	Arzneimittel		Implantate	übriger medizinischer Bedarf			Infrastruktur med.	Infrastruktur nicht med.	
				Gemeinkosten	Einzelkosten		Gemeinkosten	Einzelkosten	Leistung durch Dritte			
Fallkosten	**1**	**2**	**3**	**4a**	**4b**	**5**	**6a**	**6b**	**6c**	**7**	**8**	**Summe**
01. Normalstation	163,95	272,02	11,43	14,34	0,60	0,00	17,39	0,07	0,11	85,49	253,94	**819,34**
02. Intensivstation	6,58	12,98	0,15	0,95	0,02	0,00	1,39	0,00	0,00	2,67	7,56	**32,30**
04. OP-Bereich	47,27	0,00	54,86	2,78	0,35	300,15	31,25	11,30	1,18	25,59	38,87	**513,60**
05. Anästhesie	47,42	0,00	29,12	4,78	0,02	0,00	8,87	0,36	0,13	5,73	12,08	**108,51**
07. Kardiologische Diagnostik / Therapie	95,21	0,00	114,93	4,42	0,47	514,37	54,94	35,86	38,82	45,30	69,28	**973,60**
08. Endoskopische Diagnostik / Therapie	0,60	0,00	0,55	0,02	0,00	0,00	0,20	0,01	0,00	0,28	0,32	**1,98**
09. Radiologie	8,05	0,00	12,45	0,10	0,26	0,00	1,81	0,20	2,19	3,78	6,48	**35,32**

Tab. 3.2: InEK-Matrix für die DRG F17B (2019) (Quelle: InEK 2018) – Fortsetzung

	Personalkosten			**Sachkosten**						**Personal- /Sachkosten**		
	Ärztlicher Dienst	**Pflegedienst**	**med.-techn. /Funktionsdienst**	**Arzneimittel**		**Implantate**	**übriger medizinischer Bedarf**			**Infrastruktur med.**	**Infrastruktur nicht med.**	
				Gemeinkosten	**Einzelkosten**		**Gemeinkosten**	**Einzelkosten**	**Leistung durch Dritte**			
Fallkosten	**1**	**2**	**3**	**4a**	**4b**	**5**	**6a**	**6b**	**6c**	**7**	**8**	**Summe**
10. Laboratorien	1,89	0,00	14,58	0,77	0,22	0,00	10,83	0,07	10,21	2,25	5,14	**45,96**
11. Diagnostische Bereiche	35,06	0,18	33,44	0,39	0,00	0,00	3,32	0,03	0,00	6,85	17,69	**96,96**
12. Therapeutische Verfahren	0,57	0,19	3,57	0,00	0,00	0,00	0,04	0,00	0,18	0,29	0,99	**5,83**
13. Patientenaufnahme	10,79	1,44	9,64	0,23	0,00	0,00	1,17	0,00	0,02	1,98	5,73	**31,00**
Summe	**417,39**	**286,81**	**284,72**	**28,78**	**1,94**	**814,52**	**131,21**	**47,90**	**52,84**	**180,21**	**418,08**	**2664,40**

3.5 Anwendung der DRG-Matrix für das Sachkosten-Controlling

Die vom InEK für jede DRG veröffentlichte Kostenmatrix ist ein mächtiges Instrument zur Analyse von Kosten-Erlös-Relationen. In Kapitel 11.3 werden typische Anwendungen beschrieben, mit denen die Sachkostenrentabilität analysiert und verbessert werden soll. Mithilfe der Matrizes kann für einzelne DRGs abgeschätzt werden, welche Kosten bzw. Kostenanteile das DRG-System für bestimmte Kostenarten und Kostenstellen »vorsieht«. Im obigen Beispiel werden für die DRG F17B (Wechsel eines Herzschrittmachers, Zweikammersystem, Alter > 15 Jahre) Implantatkosten in Höhe von 814,52 € angegeben (Summe Spalte 5). Doch Vorsicht:

Der Matrixwert entspricht nicht der Refinanzierung, also dem tatsächlichen Erlösanteil der DRG!

Bzw., anders ausgedrückt, dem Anteil an der DRG-Vergütung für die verwendeten Implantate. Vielmehr sind bei einer Analyse der Kosten-Erlös-Situation folgende Effekte zu berücksichtigen.

Der Landesbasisfallwert-Effekt

Die DRG-Erlöse für eine bestimmte stationäre Leistung sowie die *Erlösanteile* für die verschiedenen Kostenarten- und Kostenstellengruppen – also der prozentuale Anteil am Gesamterlös der DRG – sind innerhalb eines Bundeslandes und eines Kalenderjahres konstant.

Die *Kostenanteile*, die in den einzelnen Zellen der InEK-Matrix angegeben werden, beziehen sich auf einen normierten InEK-Kalkulationsbasisfallwert, die sogenannte Bezugsgröße. Die Bezugsgröße weicht deutlich, je nach Bundesland um ca. 12–17 %, vom jeweils gültigen Landesbasisfallwert ab. Den tatsächlichen *Erlös in Euro für* eine Matrixzelle, eine Matrixspalte (Kostenartengruppe) oder eine Matrixzeile (Kostenstellengruppe) berechnen wir, ausgehend vom DRG-Erlös im jeweiligen Bundesland, mit folgender Formel:

$$\textit{Erlösanteil für Sachbedarf im Bundesland} = \frac{\textit{DRG Erlös Bundesland} \times \textit{Sachbedarfsanteil InEK Matrix}}{\textit{Gesamtkosten InEK Matrix}}$$

mit DRG Erlös Bundesland = Bewertungsrelation × Landesbasisfallwert

Im obigen Beispiel beträgt der Erlös für Implantate in der DRG F17B (Bewertungsrelation: 0,847) bei einem Landesbasisfallwert in Höhe von 3.550 € demnach:

$$(0{,}847 \times 3.550\,€) \times 814{,}52\,€/2664{,}40\,€ = 919{,}21\,€$$

Der Verweildauer-Effekt

Bei der Kalkulation der InEK-Matrix werden, vereinfacht gesagt, nur die Kosten der sogenannten Normallieger berücksichtigt. Für Kurzlieger, also Behandlungsfälle bis zur unteren Grenzverweildauer der DRG, sowie für Langlieger oberhalb der oberen Grenzverweildauer, wird eine reduzierte resp. erhöhte Bewertungsrelation abgerechnet. Die Höhe dieser Ab- bzw. Zuschläge sind dem Fallpauschalenkatalog zu entnehmen, beziehen sich jedoch immer pauschal auf die Gesamtvergütung der DRG. Die Ab- bzw. Zuschläge können nicht auf einzelne Kostenartengruppen oder Kostenstellengruppen heruntergebrochen werden. Damit ist eine genaue Berechnung der jeweiligen Erlösanteile für Kurz- oder Langlieger nicht möglich.

Der Outsourcing-Effekt

Verschiedene Leistungen werden im Krankenhaus von Honorarkräften oder externen Dienstleistern erbracht. So haben viele Krankenhäuser ihre Radiologie, ihr Labor usw. fremdvergeben (Outsourcing). Ein Kalkulationskrankenhaus, welches über eine eigene radiologische Abteilung verfügt, wird die dort entstehenden Kosten für den medizinischen Bedarf in den Spalten 6a und 6b ausweisen. Die Personalkosten für die Radiologen sind in Spalte 1 sichtbar. Hat jedoch ein Kalkulationskrankenhaus die Radiologie extern vergeben, so werden die genannten Sach- und Personalkosten komplett in Spalte 6c ausgewiesen. Hier werden also inhaltlich identische Leistungen krankenhausindividuell unterschiedlich gebucht und unterschiedlichen Matrixfeldern zugeordnet. Dies führt dazu, dass ein Vergleich der eigenen Kosten mit den InEK-Erlösanteilen für diese Bereiche häufig nur auf Ebene der Kostenstellengruppen in Summe sinnvoll ist.

Der Zusatzentgelt-Effekt

Leistungen, die über Zusatzentgelte (vgl. 3.6) abgerechnet werden, sind in der Kalkulation der InEK-Matrix nicht enthalten. Damit wird eine doppelte Vergütung vermieden. Nicht selten kommt es vor, dass eine medizinische Maßnahme, deren Kosten durch die DRG vergütet wird, alternativ durch eine zusatzentgeltfähige Maßnahme erbracht werden kann. Beispiel invasive Pilzinfektionen: es stehen sowohl »herkömmliche« Präparate zur Verfügung, deren Kosten über den entsprechenden DRG-Erlösanteil refinanziert werden, als auch zusatzentgeltfähige Präparate, z. B. die sogenannten Echinocandine. Je höher der Anteil der Patienten in den Kalkulationskrankenhäusern ist, die mit Echinocandinen behandelt werden, desto niedriger wird der Kostenanteil für Arzneimittel innerhalb der DRG-Matrix ausfallen. Wenn im eigenen Haus das Verordnungsverhalten bei Pilzinfektionen vom Durchschnitt der Kalkulationskrankenhäuser abweicht, so kann dies eine deutliche Diskrepanz zwischen den hausindividuellen Arzneimittelkosten und dem InEK-Erlösanteil zur Folge haben.

Der Fallmix-Effekt

In dem G-DRG-System werden unterschiedliche medizinische Fälle in einer Fallgruppe zusammengefasst. Durch diese Pauschalierung bedingt können krankenhausindividuell deutliche vermeintliche Über- oder Unterdeckungen in Bezug auf einzelne Kostenartengruppen, Kostenstellengruppen oder sogar in Bezug auf die gesamte DRG resultieren. Ein Beispiel: die DRG »G33Z: Mehrzeitige komplexe OR-Prozeduren oder hochaufwendiges Implantat bei Krankheiten und Störungen der Verdauungsorgane« wird sowohl für Behandlungen mit »mehrzeitigen komplexen OR-Prozeduren« als auch für Behandlungen mit einem »hochaufwendigen Implantat« abgerechnet. Wenn ein Krankenhaus nun die hier relevanten »hochaufwendigen Implantate« nicht verwendet, so werden innerhalb des Kollektivs der DRG G33Z voraussichtlich die Implantatkosten deutlich unter den hierfür in der InEK-Matrix vorgesehenen Kosten liegen. Dagegen kann in unserem Beispielhaus von höheren Personalkosten als im Durchschnitt der Kalkulationsstichprobe ausgegangen werden, da in diesem Krankenhaus die DRG G33Z ausschließlich durch »mehrzeitige komplexe« Operationen angesteuert wird.

Berücksichtigt man die genannten Effekte und Unschärfen der Fallkostenkalkulation, so können – zumindest ansatzweise – die Informationen aus der InEK-Matrix für Kosten-Erlös-Betrachtungen genutzt werden. Mit entsprechenden Analysen können operative und strategische Entscheidungen unterstützt werden. Praktische Anwendungsbeispiele werden in Kapitel 11 (Rentabilitätsorientierte Steuerung) beschrieben (► Kap. 11).

3.6 Zusatzentgelte (ZE)

Im Krankenhaus werden häufig kostenintensive Leistungen erbracht, die über mehrere Fallpauschalen streuen und/oder einen hohen Spezialisierungsgrad aufweisen und nur von einem Teil der Häuser erbracht werden. Würden die Kosten für diese Leistungen im Rahmen der DRG-Kalkulation berücksichtigt, so würde dies entweder unspezifisch die Bewertungsrelationen erhöhen und damit diejenigen Häuser benachteiligen, die die entsprechenden Leistungen erbringen – oder die Zahl der DRGs würde sich vervielfachen, falls die relevanten Leistungen adäquat vergütet werden sollen.

Als Ausweg aus diesem Dilemma werden den Krankenhäusern zusätzlich zu den DRGs Kosten für definierte Leistungen über Zusatzentgelte vergütet, und die entsprechenden Kosten bleiben bei der DRG-Kalkulation unberücksichtigt. Mit der Festlegung von ZE wird also die Katalogerweiterung um zusätzliche DRG-Fallpauschalen vermieden, und es wird eine leistungsgerechte Vergütung der betroffenen Verfahren und Prozeduren erreicht. Zur Kalkulation von ZE fordert das InEK bei Bedarf – häufiger als zur Kalkulation der DRGs – ergänzende Daten von den Kalkulationskrankenhäusern an. Somit kann die für die DRG-Kalkulation beschriebene

»kalkulatorische Lücke« (▶ Kap. 3.4) verkürzt werden und die Kostendaten können bereits im Folgejahr in die Erlöskalkulation einfließen.

Die Zusatzentgelte werden, wie die DRGs, jährlich vom InEK definiert, kalkuliert und im Fallpauschalenkatalog veröffentlich. Diese Entgelte werden zumeist über eine Prozedurenkodierung angesteuert.
Es gibt zwei unterschiedliche Arten von Zusatzentgelten:

- ZE mit einem bundeseinheitlichen Preis, diese finden sich in den Anlagen 2 und 5 der Fallpauschalenvereinbarung. Für diese ZE wird vom InEK ein fester Eurobetrag für das Entgelt festgelegt.
- Krankenhausindividuell zu vereinbarende ZE aus den Anlagen 4 und 6 der Fallpauschalenvereinbarung. Für diese ZE wird auf Ortsebene zwischen Krankenhaus und Kostenträgern im Rahmen der jährlichen Budgetvereinbarungen ein Preis verhandelt. Das bedeutet für das Krankenhaus (speziell für das Controlling) einerseits einen erheblichen Aufwand für die Kalkulation der geforderten Preise. Andererseits besteht die Chance, durch eine transparente und nachvollziehbare Kalkulation tatsächlich eine Kostendeckung für die betroffenen Prozeduren sicherzustellen. Gleiches gilt für die oben beschriebenen nicht bewerteten G-DRG-Fallpauschalen.

Inhaltlich handelt es sich um ganz unterschiedliche Leistungen. Häufig werden teure Arzneimittel, Spezialimplantate usw., also sachkostenintensive Leistungen durch ZE vergütet. Aber auch Komplexbehandlungen, z. B. für pflegeintensive oder palliativmedizinisch versorgte Patienten, können ZE-relevant sein.

3.7 Refinanzierung durch Zusatzentgelte

Um einen ersten Überblick über die Refinanzierung der ZE-relevanten Leistungen zu erhalten bietet es sich an, die Refinanzierungsquote für die im eigenen Haus angewendeten Verfahren zu überwachen.

Die Refinanzierungsquote setzt die ZE-Erlöse für eine bestimmte Leistung, z. B. für ein Arzneimittel, ins Verhältnis zu den Kosten. Sie ist damit abhängig vom Einkaufspreis des jeweiligen Verfahrens, z. B. eines Arzneimittels, von der Erfassungsquote (Kodierqualität!) sowie bei den nicht bewerteten ZE von der vereinbarten Entgelthöhe.

Man darf auch bei »guten« Einkaufspreisen und vollständiger OPS-Erfassung nicht erwarten, dass die Refinanzierungsquote durchgängig bei 100 % liegen wird. ZE sollen in aller Regel nicht die Kosten für die entsprechende Leistung vollständig refinanzieren. Vielmehr werden mit den vom InEK kalkulierten Preisen Differenzkosten zu einem Standardverfahren finanziert, welches in den entsprechenden DRGs berücksichtigt ist. Der Differenzkostenansatz ist auch bei der Kalkulation unbewerteter ZE durch das Krankenhauscontrolling zu berücksichtigen.

Beispiel: Wenn bei einem kardiologischen Patienten eine Gefäßstütze (Stent) implantiert werden soll, so bestehen aus medizinischer Sicht mehrere Optionen. U. a. kann ein nicht beschichteter, sogenannter »bare metal stent« implantiert werden. Die Kosten für diesen Stent sind in der entsprechenden DRG vom InEK berücksichtigt. Alternativ kann ein medikamentenbeschichteter Stent verwendet werden, für den – eine korrekte Kodierung vorausgesetzt – ein ZE abgerechnet werden kann. Das ZE finanziert nicht die Kosten für den beschichteten Stent, sondern die Differenzkosten zwischen bare metal stent und medikamentenbeschichtetem Stent.

Die Refinanzierungsquote kann also für einzelne Artikel unter 100 % liegen, ohne dass man zwangsläufig von einem unwirtschaftlichen Einsatz ausgehen muss. Die Alarmglocken sollten allerdings läuten, wenn sich die Refinanzierungsquote im Zeitverlauf (plötzlich) reduziert; dies könnte dann z. B. mit schlechteren Einkaufskonditionen, mangelhafter Kodierung oder verändertem Verordnungsverhalten zusammenhängen.

In Kap. 11.6 werden wir an einem praktischen Beispiel die Refinanzierungsquote durch ZE herleiten (▸ Kap. 11.6).

Praxistipp für Ärzte

Zusatzentgeltrelevante Leistungen können nur abgerechnet werden, wenn das Krankenhaus mit den Kostenträgern eine entsprechende Budgetvereinbarung getroffen hat. Dies sollte man bedenken, wenn z. B. Handelsvertreter darauf hinweisen, dass ein neues, im Haus bisher nicht eingesetztes Verfahren, durch Zusatzentgelte »mehr als refinanziert« wird. Kontaktieren Sie in solchen Fällen Ihr Controlling, um die Abrechnungsmöglichkeiten abzustimmen!

3.8 Neue Untersuchungs- und Behandlungsmethoden (NUB)

Im Sinne eines lernenden Systems werden gemäß § 6 Abs. 2 Krankenhausentgeltgesetz (KHEntgG) neue Untersuchungs- und Behandlungsmethoden (NUB), die mit den vorhandenen Fallpauschalen und Zusatzentgelten noch nicht sachgerecht vergütet werden können, über zeitlich befristete, fallbezogene Entgelte jenseits der bestehenden Kataloge vergütet. Die Abrechnungsmodalitäten ähneln den im vorigen Abschnitt beschriebenen krankenhausindividuell zu vereinbarenden Zusatzentgelten, allerdings ist für das einzelne Krankenhaus eine Hürde zu nehmen, bevor die Leistung mit den Kostenträgern verhandelt werden kann: bis spätestens 31.10. des Vorjahres muss beim InEK ein Antrag gestellt werden. Nur bei einer entsprechenden positiven Bewertung durch das InEK ist dann überhaupt die Möglichkeit gegeben, die Leistung in die Forderung im Rahmen der jährlichen Budgetverhandlungen aufzunehmen. Da eine

bundeseinheitliche Festlegung für den Preis nicht besteht, ist dieser wie bei den nicht bewerteten ZE auf der örtlichen Ebene zu verhandeln.
Details hierzu sind der »NUB-Vereinbarung« gem. § 6 Abs. 2 KHEntgG zu entnehmen.

3.9 Aktuelle Weiterentwicklung des DRG-Systems

Mit der Einführung der G-DRGs wurden die Krankenhäuser gezwungen, die Wirtschaftlichkeit ihrer medizinischen Leistungen zu verbessern und sich einem (Verdrängungs-)Wettbewerb zu stellen. Die normierten Preise für definierte medizinische Leistungen bewirken, dass wirtschaftlicher Erfolg insbesondere durch effiziente Prozesse und durch optimale Auslastung der Ressourcen erreicht wird. In den letzten Jahren wurde zunehmend kritisiert, dass durch diese Effekte Fehlanreize gesetzt werden. Insbesondere wurde den Krankenhäusern immer wieder vorgeworfen, ihre Effizienz und Wirtschaftlichkeit zulasten der Personalausstattung, insbesondere im Pflegedienst, sowie der Behandlungsqualität zu optimieren.

Der Gesetzgeber hat auf diese Kritik reagiert und insbesondere mit dem Krankenhausstrukturgesetz (KHSG, 2015) und mit dem Pflegepersonalstärkungsgesetz (PpSG, 2018) Bedingungen geschaffen, die zu durchgreifenden Veränderungen der Finanzierung von Krankenhausleistungen und damit auch der Sachkostenfinanzierung führen. Durch die verschiedenen Maßnahmen sollen vor allem die Qualität der medizinischen Leistungen und die (Pflege-)Personalausstattung nachhaltig gestärkt werden. Weiterhin sollen Fehlanreize reduziert werden, die in der Vergangenheit zu Mengensteigerungen für vermeintlich lukrative Leistungen geführt haben sollen. Die wichtigsten Änderungen werden nachfolgend erläutert.

Maßnahmen zur Erhöhung der Qualität

- Qualitätsindikatoren
  Die Qualität der stationären Versorgung soll sich zukünftig auf die Krankenhausvergütung auswirken. Für außerordentlich gute Qualität sollen die Krankenhäuser Zuschläge und für Qualitätsmängel Abschläge erhalten.
- Planungsrelevante Qualitätsindikatoren
  Zudem werden planungsrelevante Qualitätsindikatoren entwickelt (bisher für die Bereiche Gynäkologie / Geburtshilfe). Die Bundesländer sind aufgefordert, Krankenhäuser, welche die Qualitätsanforderungen nicht nur vorübergehend in einem erheblichen Maße nicht erfüllen, ganz oder teilweise aus dem Krankenhausplan herauszunehmen.
- Mindestmengen
  Bereits heute werden für einige hochspezialisierte Leistungen vom Gemeinsamen Bundesausschuss (G-BA) Mindestmengen vorgegeben, u. a. für Transplantatio-

nen, komplexe Ösophagus- und Pankreaseingriffe, Frühgeborene und Knie-Endoprothesen. Es wird erwartet, dass der Katalog mindestmengenrelevanter Leistungen zukünftig erweitert und die Mindestmengengrenze jeweils erhöht wird.

- G-BA-Richtlinien und OPS-Strukturvorgaben
  Durch Richtlinien des G-BA sowie durch die Definition von Strukturmerkmalen im OPS-Prozedurenkatalog liegen bereits jetzt für zahlreiche spezialisierte Leistungen Mindestmerkmale in Bezug auf die Struktur- und Prozessqualität vor. Beide Instrumente werden weiter ausgebaut. Zudem wird die Einhaltung dieser Qualitätsvorgaben zukünftig stärker überprüft, z. B. durch den Medizinischen Dienst.

Krankenhäuser sollten sich bei der strategischen Leistungsplanung unbedingt an den bereits wirksamen und an den zu erwartenden Rahmenbedingungen zur Qualitätssteuerung orientieren.

Maßnahmen zur Verbesserung der pflegerischen Versorgung

- Pflegepersonaluntergrenzen
  Zur Verbesserung der Pflege müssen Krankenhäuser künftig Pflegepersonaluntergrenzen einhalten. Durch Rechtsverordnung wurden diese Mindestgrenzen zunächst für vier »pflegesensitive Bereiche« festgelegt: Intensivmedizin, Geriatrie, Kardiologie und Unfallchirurgie. Ab 2020 werden zusätzlich die Bereiche Neurologie und Kardiochirurgie betroffen sein; zukünftig sollen Untergrenzen für alle Krankenhausbereiche etabliert werden (sog. Ganzhaus-Ansatz).
- Vergütung des Pflegepersonals
  Jede zusätzliche Stelle in der Krankenhauspflege wird vollständig von den Krankenkassen finanziert. Ebenso werden Vergütungen von Auszubildenden in Krankenpflege im ersten Ausbildungsjahr vollständig von den Krankenkassen übernommen.
- Ausgliederung der Pflegekosten aus den G-DRGs
  Diese Maßnahme aus dem Pflegepersonal-Stärkungsgesetz bedeutet die umfassendste Reformierung des G-DRG-Systems seit dessen Etablierung, da sie eine Abkehr vom oben beschriebenen Vollkostenansatz (► Kap. 3.3) einleitet. Erstmals für das Jahr 2020 werden die Pflegepersonalkosten (»Pflege am Bett«) aus den Bewertungsrelationen der DRGs sowie aus den Zusatzentgelten heraus gerechnet. Die auszugliedernden Pflegepersonalkosten werden in einem Katalog mit bundeseinheitlichen Bewertungsrelationen ausgewiesen, und ab dem Jahr 2020 vereinbaren die Krankenkassen und Krankenhäuser auf Ortsebene in ihren jährlichen Budgetverhandlungen ein Pflegebudget. Setzt das Krankenhaus diese Mittel nicht für Pflegekräfte ein, muss es sie zurückzahlen.

Maßnahmen zur Verbesserung der Kalkulationsstichprobe und zur Vermeidung wirtschaftlich begründeter Leistungssteigerungen

- Verpflichtung zur Teilnahme an der DRG-Kalkulation
  Die Zusammensetzung der Kalkulationsstichprobe repräsentiert nicht den tatsächlichen Anteil in der Krankenhauslandschaft. Den in der Fallkostenkalkulation unterrepräsentierten Krankenhäusern, z. B. denjenigen in privater Trägerschaft und Spezialkliniken für sachkostenintensive Leistungen, wird eine vom Durchschnitt abweichende Kostenstruktur unterstellt. Insbesondere kann davon ausgegangen werden, dass diese Häuser aufgrund ihrer Marktmacht niedrigere Einkaufspreise für den medizinischen Bedarf verhandeln können als in der Kalkulationsstichprobe. Die vom InEK ermittelten Durchschnittskosten und damit die Bewertungsrelationen der meisten DRGs entsprechen also nicht den tatsächlichen bundesweiten Durchschnittswerten. Um diese Schieflage zumindest teilweise zu korrigieren, werden sukzessive Krankenhäuser per Losentscheid verpflichtet, an der Fallkostenkalkulation teilzunehmen. Ob diese Verpflichtung rechtmäßig erfolgt, wird von Juristen derzeit noch unterschiedlich bewertet.
- Reduzierung des Sachkostenanteils in den DRGs
  Eng mit diesem Effekt verbunden ist eine weitere vermutete Schieflage im bisherigen DRG-System. Ausgelöst durch die oben beschriebene kalkulatorische Lücke wurde vom Gesetzgeber angenommen, dass der Einsatz von Medizinprodukten durch einen Preisverfall im Zeitverlauf kontinuierlich übervergütet wird. Das InEK wurde beauftragt, ein korrigierendes Sachkostenkonzept zu entwickeln und umzusetzen. Erstmals mit dem G-DRG-Katalog 2017 wurden die Sachkostenanteile der DRGs (Spalten 4a bis 6c in der InEK-Kostenmatrix) zugunsten der Personal- und Infrastrukturanteile pauschal reduziert. Damit werden sachkostenlastige DRGs pauschal ab- und personalkostenlastige DRGs pauschal aufgewertet. Es handelt sich um eine Umverteilung, der Topf für die DRG-Vergütung insgesamt bleibt unverändert. Das InEK-Sachkostenkonzept ist nicht unumstritten. Verschiedene Autoren bezweifeln eine systematische Übervergütung der Sachkosten (Hoffmann et al. 2018).
  Die Korrektur von Sachkostenanteilen gilt nicht für unbewertete DRGs, Zusatzentgelte, NUB-Entgelte oder nicht mit DRG vergütete Leistungen.
  Darüber hinaus wurden für einzelne DRGs gezielt »manuelle« Abwertungen oder Abstufungen der Sachkostenanteile vorgenommen, insbesondere für Wirbelsäuleneingriffe und Hüft-Endoprothetik.
  Neben einer sachgerechteren Vergütung der genannten Leistungen sollen mit diesen Maßnahmen (vermeintlich) wirtschaftlich motivierte Fallzahlsteigerungen reduziert, also die Indikationsqualität verbessert werden.
- Variabilisierung des Fixkostendegressionsabschlags (FDA)
  In die gleiche Richtung zielt die Einführung eines variablen Abschlags für Mehrleistungen (Fixkostendegressionsabschlag). Um eine ungesteuerte Leistungszunahme zu vermeiden, erhalten Krankenhäuser bei Leistungssteigerungen für einen definierten Zeitraum nur eine verminderte Vergütung. Variable Kosten (Sachkosten) sollen allerdings weiterhin voll finanziert werden.
  Der FDA gilt nicht für:

- ambulante Leistungen;
- unbewertete DRGs, Zusatzentgelte, NUB-Entgelte oder nicht mit DRG vergütete Leistungen;
- bereits abgesenkte oder abgestufte DRGs (vgl. b; hiermit soll eine mehrfache Abwertung vermieden werden);
- vom InEK ausgewiesene DRGs mit mindestens zwei Dritteln Sachkostenanteil.

Selbstverständlich gibt es jedoch auch medizinische Leistungen, bei denen keine wirtschaftliche Motivation für Fallzahlsteigerungen unterstellt werden kann (z. B. Frühgeburten, Schlaganfälle, Herzinfarkt...). Aus diesem Grund sind bestimmte Leistungen vom FDA nur hälftig betroffen.

3.10 Finanzierung von Sachkosten für ambulante Krankenhausleistungen

Bedingt durch die Vielzahl von ambulanten Abrechnungsarten im Krankenhaus sind die Möglichkeiten zur Refinanzierung von Sachkosten bzw. medizinischem Bedarf vielfältig und komplex. Relevante Vorgaben sind den für die jeweilige Abrechnungsart gültigen Vorschriften, dem Einheitlichen Bewertungsmaßstab (EBM, insbesondere Punkt I.7) sowie ggf. regionalen Sprechstundenbedarfsvereinbarungen (SSB) zu entnehmen.
In diesem Abschnitt werden kurz die häufigsten ambulanten Abrechnungsformen in Bezug auf die Refinanzierung der Sachkosten beleuchtet.

- Notfallambulanz
  Zur Refinanzierung von Sachkosten in der Notfallambulanz sollen auf KV-Bezirksebene regional Sprechstundenbedarfspauschalen vereinbart werden. Die Abrechnungsmodalitäten sind von Bundesland zu Bundesland unterschiedlich und können bei der zuständigen Landeskrankenhausgesellschaft erfragt werden.
- Ambulante Operationen nach § 115b SGB V
  Im § 9 des Vertrags der ambulanten Operationen und stationsersetzenden Maßnahmen nach § 115 b SGB V (AOP-Vertrag) wird beschrieben, welche Sachkosten berechnet werden können. Hier werden Arzneimittel und Produkte des medizinischen Sachbedarfs aufgeführt, die in Höhe der tatsächlich entstandenen Kosten ab einer Bagatellgrenze in Höhe von 12,50 € je Produktgruppe gesondert abgerechnet werden können. Für alle dort nicht genannten Sachmittel wird ein pauschaler Zuschlag in Höhe von 7 % vergütet. Darüber hinaus können Sachkostenpauschalen nach Abschnitt V, Kap. 40 des EBM eine Rolle spielen. Bezüglich der Abrechnungsfähigkeit von Arzneimitteln sind die Absätze 7 und 8 des § 9 AOP-Vertrag zu berücksichtigen.
- Persönliche Ermächtigungen nach § 116a SGB V
  Bei der Abrechnung von Sachkosten durch ermächtigte Ärzte ist die zwischen Kassenärztlicher Vereinigung (KV) und den Krankenkassen vereinbarte Sprech-

stundenbedarfsvereinbarung (SSB) ausschlaggebend. Der Bedarf kann – im Gegensatz zu den ambulanten Operationen nach § 115b SGB V – über ein Kassenrezept bezogen werden. Es sollte geprüft werden, ob zusätzlich regionale Vereinbarungen nach den Allgemeinen Bestimmungen I.7.3. des EBM relevant sind.

- Ambulante Spezialfachärztliche Versorgung nach § 116b SGB V (ASV)
  Bei der Erbringung von Leistungen der spezialfachärztlichen Versorgung sind Arzneimittel sowie Heil- und Hilfsmittel verordnungsfähig. Einzelheiten sind im § 116b Abs. 7 SGB V geregelt, zusätzlich sind Durchführungsvereinbarungen auf Landesebene zu beachten.
  Bei der Abrechnung von Sachkosten im Rahmen der ASV wird unterschieden zwischen nicht gesondert berechnungsfähigen und gesondert berechnungsfähigen Kosten. Diese Struktur orientiert sich an den Bestimmungen des EBM. Besonderheiten gelten beim Sprechstundenbedarf und der Vergütung von Kontrastmitteln. Für Krankenhäuser wurden eigene Pauschalen für den Sprechstundenbedarf je Patient vereinbart, Kontrastmittel werden gesondert abgerechnet. Nähere Informationen können die Landeskrankenhausgesellschaften oder die Kassenärztlichen Vereinigungen zur Verfügung stellen.
- Medizinisches Versorgungszentrum (MVZ)
  Auch der Abrechnung von Sachkosten im MVZ liegen die allgemeinen Bestimmungen des EBM (I.7), die Sprechstundenbedarfsvereinbarung und ggf. regionale Zusatzvereinbarungen zugrunde.

Zusammenfassend sind die Refinanzierung von Sachkosten für ambulante Leistungen und die hierfür erforderlichen Abrechnungsspezifikationen hochkomplex. Es ist nicht auszuschließen, dass in zahlreichen Krankenhäusern aufgrund mangelnder Expertise in der Abrechnung auf Erlöse in relevanter Höhe verzichtet wird.

4 Wer beeinflusst Menge und Preis?

Der medizinische Bedarf nimmt mit einem Anteil von nahezu 50 % an den gesamten Sachkosten eine besondere Stellung für die Wirtschaftlichkeit eines Krankenhauses ein (► Kap. 2.4).

Die Senkung des Aufwands für medizinischen Bedarf wurde bei einer Befragung von Krankenhausmanagern zu den wichtigsten Maßnahmen am zweithäufigsten genannt (Roland Berger 2017) - nach der Steigerung der stationären Erlöse.

Das Produkt aus Menge und Preis ergibt die Kosten für den medizinischen Bedarf, welcher zu den fallvariablen Kosten gehört und als solcher kurzfristig beeinflussbar ist. Sowohl die Mengen- als auch die Preiskomponente ist vom einzelnen Krankenhaus beeinflussbar. Der Preis der einmal ausgewählten Produkte ist entscheidend abhängig von der Marktmacht, den der Einkauf in den Preisverhandlungen mit den Herstellern der Medikalprodukte aufbauen kann. Die aufzubauende Marktmacht wiederum ist abhängig von der nachgefragten Menge. Die Krankenhäuser bündeln deshalb in der Regel ihren Einkauf in der Holding und/oder wickeln ihn über eine separate Einkaufsorganisation ab. Allerdings sind die Spielräume für Apotheker und Einkäufer in Bezug auf Preisverhandlungen in den letzten Jahren enger geworden. Dies hängt auch damit zusammen, dass mittlerweile fast alle Krankenhäuser ihren Sachbedarf über eine Einkaufsgemeinschaft beziehen, was grundsätzlich eine im Sinne der Krankenhäuser sinnvolle Entwicklung ist.

Damit bekommt die Steuerung der Mengenkomponente eine zunehmende Bedeutung. Es geht hier sowohl um die Produktauswahl (z. B.: welches Antibiotikum wird bei welcher Infektion eingesetzt) als auch um die Indikationsstellung (z. B.: bei welchen Patienten ist eine Vakuum-Wundbehandlung indiziert). Die hier aufzuwerfenden Fragen tangieren unmittelbar die medizinische Versorgungsqualität. Um wirtschaftlich und medizinisch sinnvoll zu steuern, müssen wir uns zunächst darüber klar werden, wer den Verbrauch des medizinischen Bedarfs beeinflussen kann.

4.1 Strategische Entscheidungen

Nur das, was beschafft wird, kann auch verbraucht werden. Strategische Entscheidungen zum medizinischen Bedarf beziehen sich auf die Frage, welche Artikel innerhalb des Hauses gelistet und damit anforderbar sind. Bei der Erstellung und Weiterentwicklung der Hauskataloge müssen die verantwortlichen Mediziner,

Pflegekräfte, Einkauf bzw. Apotheke und Controlling eng zusammenarbeiten. Es geht hierbei z. B. um einen vertretbaren Grad der Sortimentsstraffung, um die Festlegung von Indikationen im Sinne von klinischen Pfaden und internen Standards sowie die Sinnhaftigkeit von Produktinnovationen.

Praxistipp

Ein Beispiel für Produktstraffung ist die Konzentration der bestellbaren Fäden im OP auf einen Anbieter. Von den Anwendern wird eine Bündelung oftmals als restriktiver Eingriff in den medizinischen Entscheidungsprozess gewertet; deshalb muss den Beteiligten bewusst werden, wie sich die Bündelung des jeweiligen Einkaufsvolumens auf die Preiskomponente auswirkt. Auch aus diesem Grund ist es erforderlich, die medizinischen Bereiche ständig bei Fragen zur Festlegung und Weiterentwicklung des zur Verfügung stehenden Produktportfolios einzubinden.

Die Menge des eingesetzten Produktes ist abhängig vom Wissen und Erfahrungsschatz der Anwender. Entsprechende klinische Pfade oder Leitfäden können hier unterstützen. Ein Beispiel hierfür sind Antibiotika- bzw. Antiinfektivaleitfäden. Bei der Entwicklung sollte darauf geachtet werden, dass der Anwender – in der Regel der behandelnde Arzt – in die Lage versetzt wird, Therapieoptionen sowohl aus medizinischer als auch aus ökonomischer Sicht zu beurteilen. Zu diesem Zweck hat es sich bewährt, die im Leitfaden genannten Optionen zu bewerten. Für die medizinische Bewertung haben sich Evidenzgrade, für die ökonomische Bewertung Tagestherapiekosten bewährt.

Auch im Rahmen diagnostischer Prozesse lässt sich für zahlreiche Fragestellungen die Mengenkomponente durch Standardisierung ohne Beeinträchtigung der medizinischen Ergebnisqualität beeinflussen. Beispielsweise sollten die Indikationen für aufwendige invasive diagnostische Verfahren, radiologische Untersuchungen, mikrobiologische Diagnostik usw. hausintern standardisiert werden und allen anfordernden Ärzten bekannt sein.

Eine wesentliche Rolle bei strategischen Entscheidungen zum Einsatz von Sachmitteln spielen natürlich die klinisch Verantwortlichen, also in der Regel die Chefärzte. Beispiele für strategische Fragestellungen sind:

- Von welchem Anbieter beziehen wir unsere Knie-Endoprothesen?
- Welche (sachkostenintensiven) Leistungsbereiche sollen ausgebaut oder reduziert werden?
- Setzen wir Material ein, welches zwar nicht medizinisch zwingend erforderlich ist, aber z. B. die Patienten- oder Mitarbeiterzufriedenheit verbessert?

Interne Standards und Normen zum Einsatz von Sachmitteln dürfen allerdings nicht ausschließlich Chefsache sein. In mehreren Bereichen bietet es sich an, sinnvolle Entscheidungen in möglichst interdisziplinär besetzten Gremien herzuleiten. Damit können Fehler in der strategischen Ausrichtung angesichts der meist komplexen

Sachverhalte weitgehend vermieden werden. Das sieht auch der Gesetzgeber so. Die Landeskrankenhausgesetze verpflichten die Krankenhäuser zur Bildung einer Arzneimittelkommission. Die Kommission hat u. a. die Aufgabe, die im Krankenhaus üblicherweise verwendeten Arzneimittel unter besonderer Berücksichtigung ihrer Qualität und Preiswürdigkeit aufzulisten (vgl. § 9 Krankenhausgesetz des Landes Nordrhein-Westfalen (KHG NRW)). Die Bundesapothekerkammer beschreibt in ihrer Leitlinie zur Versorgung der Krankenhauspatienten (Bundesapothekerkammer 2014, S. 10), dass die Arzneimittelkommission eines Krankenhauses über die Arzneimittel und apothekenpflichtigen Medizinprodukte, die für die Patienten des Krankenhauses vorrätig gehalten werden, entscheiden soll. Diese Entscheidungen sollen nach therapeutischen und wirtschaftlichen Kriterien erfolgen. Die Arzneimittelkommissionen der Krankenhäuser sind in der Regel mit dem leitenden Apotheker, dem Ärztlichen Direktor, dem Verwaltungsdirektor und den leitenden Ärzten besetzt.

In Analogie zur Arzneimittel- ist auch die Etablierung einer Medizinproduktekommission denkbar. Die bereits beschriebene Besetzung ist mit Ergänzung um den Einkäufer und die Pflegedienstleitung sinnvoll.

Zitat aus der Klinik

Oberarzt Endoskopie: »Das Controlling hat mir gezeigt, dass wir 25 verschiedene Führungsdrähte von vier verschiedenen Anbietern beziehen. Ich denke, fünf bis sechs Drähte würden ausreichen, und die können wir gerne von einem Anbieter beziehen. Ich wusste gar nicht, was wir da sparen können!«

Um detailliert für einzelne Warengruppen die Kommunikation zwischen den am Beschaffungsprozess Beteiligten sowie den Anwendern zu fördern, wird die Einrichtung von interdisziplinären Warengruppenkommissionen empfohlen (Königer und Wenning 2015). Auf diesem Weg kann ein Artikelportfolio definiert und regelmäßig weiterentwickelt werden, wodurch kostenintensive Produkte vermieden und die Artikel- und Lieferantenzahl gestrafft werden. Durch die konsequente Einbindung der Anwender wird sichergestellt, dass definierte Qualitätsniveaus eingehalten werden. Alternativ kann es sinnvoll sein, entsprechende Kommissionen nicht für bestimmte Warengruppen, sondern für klinische Bereiche zu etablieren, z. B. »Runder Tisch Intensivmedizin« oder für einzelne Funktionsabteilungen.

4.2 Operative Entscheidungen

In den täglichen Abläufen eines Krankenhauses werden Entscheidungen zu Diagnostik und Therapie auf jeder Station und in jeder Funktionseinheit getroffen. Diese Entscheidungen beeinflussen fast immer auch den Verbrauch von Artikeln des medizinischen Bedarfs. Für die Entscheidungen besteht ein teilweise erheblicher

Ermessensspielraum hinsichtlich Art und Menge der eingesetzten Artikel und damit der daraus resultierenden Kosten, auch wenn für den Patienten mit einer gleichen Ergebnisqualität gerechnet werden kann. Selbstverständlich können nicht alle kostenrelevante Fragestellungen durch einen Standard eindeutig beantwortet werden.

Eine wichtige Rolle spielen Ober- und Assistenzärzte, die durch ihre Entscheidungen und Anordnungen wesentlich den Einsatz von Sachmitteln im Einzelfall beeinflussen. Immer wieder ist festzustellen, dass die gleiche Fragestellung je nach Fachgruppe, Berufserfahrung und Wissensstand von verschiedenen Ärzten ganz unterschiedlich beantwortet wird.

Zitat aus der Klinik

Oberarzt Gefäßchirurgie: »Alle meine Patienten, die eine Blutverdünnung brauchen, kriegen vor der Therapie sicherheitshalber eine Magenspiegelung. Ich weiß, dass dies in den Leitlinien nicht gefordert wird und dass meine kardiologischen Kollegen das anders machen, aber bei mir geht Patientensicherheit über alles.«

Aber nicht nur die anfordernden Mediziner beeinflussen Art und Menge der eingesetzten Artikel. Vielmehr wird insbesondere der Einsatz von Verbrauchsmaterial zu einem relevanten Anteil von Mitarbeitern im Pflege- und Funktionsdienst, Hebammen etc. bestimmt.

- Muss der Verband erneuert werden?
- Wann kontrollieren wir den Blutzucker?
- Wie häufig desinfizieren wir die Arbeitsflächen?

Bei aller Standardisierung sind dies Beispiele für Fragen, die häufig von Station zu Station oder auch von Mitarbeiter zu Mitarbeiter unterschiedlich beantwortet werden.

Apotheker treffen ebenfalls einzelfallbezogen kostenrelevante Entscheidungen, z. B. im Rahmen von »Antibiotikavisiten«, idealerweise im Rahmen eines Antibiotic Stewardship-Konzepts (ABS). Hier geht es nicht nur um die Auswahl des Präparats, sondern aus Kostensicht insbesondere auch um die Frage, wann eine Therapie deeskaliert werden kann und welche Kontrolluntersuchungen angeordnet werden.

In der Regel verfügen das ärztliche sowie das Pflege- und Funktionspersonal über den zur Anforderung notwendigen Zugriff auf die üblicherweise IT-gestützten Bestellsysteme. Eine Möglichkeit der Mengensteuerung besteht darin, die Berechtigung zur Bestellung bestimmter Artikel auf einzelne Berufsgruppen, z. B. Ober- oder sogar Chefärzte, zu beschränken. So kann beispielsweise sichergestellt werden, dass nicht gelistete Arzneimittel oder sehr teure Laborparameter nur nach einer fachärztlichen Entscheidungsfindung angefordert werden können.

4.3 Innovative Diagnostik- und Behandlungsmethoden

Ein weiteres Thema ist der Umgang mit innovativen Behandlungsmethoden, die häufig mit dem Einsatz neuer (und teurer) Produkte des medizinischen Bedarfs verknüpft sind. In aller Regel sind die Produkte mit dem Markteintritt systembedingt noch nicht über das DRG-Vergütungssystem erfasst bzw. ertragsmäßig gedeckt. Hier ist unbedingt eine Analyse des (zusätzlichen) Nutzens und der Marktchance der neuen Methode angebracht, um eine bewusste Entscheidung über eine Portfolio-Anpassung treffen zu können.

Im Zusammenhang mit hochpreisigen, selten eingesetzten Verfahren ist eine regelmäßige Abstimmung zwischen Controlling, Medizinern und anderen beteiligten Bereichen (Einkauf, Med. Sachbedarf, Apotheke etc.) besonders wichtig. Insbesondere muss das Controlling regelmäßig darüber informieren, welche für den jeweiligen medizinischen Bereich relevanten Verfahren im Rahmen der aktuell gültigen Budgetvereinbarung überhaupt über DRGs, Zusatzentgelte oder Neue Untersuchungs- und Behandlungsmethoden (NUBs) finanziert werden. Es gilt zu verhindern, dass wegen mangelnder Kommunikation beispielsweise zusatzentgeltrelevante Leistungen »eingeschleust« werden, für die das entsprechende ZE vom Krankenhaus nicht vereinbart wurde.

4.4 Beteiligte Berufsgruppen

Wir haben festgestellt, dass über den Verbrauch des medizinischen Sachbedarfs Mitarbeiter der unterschiedlichen Berufsgruppen und interdisziplinär zusammengesetzte Gremien entscheiden. Abhängig von der Berufsgruppe und der Stellung innerhalb der Krankenhaushierarchie ergeben sich unterschiedliche Perspektiven in Bezug auf den medizinischen Sachbedarf. Beispielsweise wird sich die Pflegekraft auf der Station u. a. mit der Bevorratung, Entnahme und der Entscheidung zur rechtzeitigen Bestellung bereits gelisteter Artikel befassen. Der Chefarzt wird sich über das Leistungsspektrum und das ggf. dafür notwendige Material Gedanken machen und Entscheidungen über die Einführung innovativer Produkte treffen oder diese vorbereiten. Zusammenfassend sollten die in Abbildung 4.1 aufgeführten Berufsgruppen bei dem Aufbau eines Sachkosten-Controllings und bei den regelmäßigen Sachkosten-Dialogen beteiligt werden (► Abb. 4.1).

Zentrale Aufgaben des Sachkosten-Controllings sind:

- diese Entscheider transparent über die Kosten und Verbräuche des eingesetzten medizinischen Bedarfs zu informieren,

- sie zusammenzubringen und mit ihnen gemeinsam sinnvolle Maßnahmen zur Reduzierung bzw. Bündelung der Mengenkomponente unter Berücksichtigung der medizinischen Versorgungsqualität zu entwickeln.

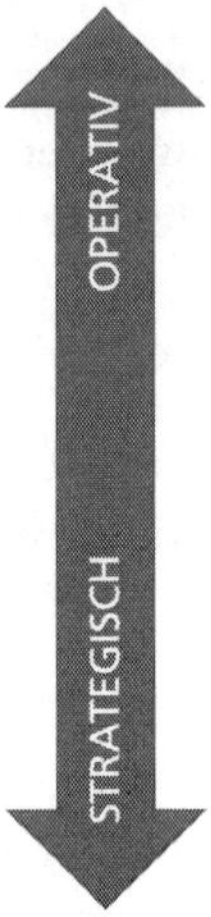

- **Funktionspersonal, Pflege, Hebammen**
  - z. B. Verbrauchsmaterial, Lagerhaltung, Diagnostik (Blutzuckerbestimmungen)
- **Assistenzarzt**
  - z. B. Verordnung von Labor, Röntgen, Medikamenten
- **Oberarzt**
  - z. B. Oberarztrezepte, Vorgaben durch interne Leitlinien / SOPs
- **Apotheker**
  - z. B. Antibiotikaleitfaden
- **Chefarzt**
  - Leistungsspektrum, Leitlinien, Strategie

Abb. 4.1: Beteiligte Berufsgruppen

Die erste Aufgabe lösen wir, indem wir einen differenzierten, regelmäßigen Sachkostenbericht erstellen. Wie man das macht, beschreiben wir im folgenden Kapitel 5 (► Kap. 5).

Der zweite Punkt, also die Kommunikation und Diskussion der Zahlen sowie die Entwicklung konkreter Maßnahmen, geschieht in den Sachkostendialogen. Diese stellen wir im Kapitel 6 vor (► Kap. 6).

5 Wie wird ein Sachkostenbericht aufgebaut?

In jedem Krankenhaus lassen sich an vielen Stellen Sachkosten reduzieren, ohne die medizinische Behandlungsqualität negativ zu beeinflussen. Sinnvolle Maßnahmen können die Mengen- und Preiskomponente sowie die Produktauswahl betreffen. Eine kleine Auswahl von Beispielen:

- Reduzierung der Röntgenanforderungen auf das medizinisch Sinnvolle,
- Straffung des Portfolios von Verbrauchsmaterialien und Implantaten,
- Überprüfung von Laborprofilen und Ersatz von »Gießkannendiagnostik« durch stufendiagnostische Verfahren,
- Einführung evidenzbasierter, leitliniengerechter Standards für den Einsatz hochpreisiger Arzneimittel.

Die Auswahl macht deutlich, dass sinnvolle Maßnahmen nur im Dialog zwischen Kaufleuten und Medizinern entwickelt werden können.

Medizinische Entscheidungen zu Diagnostik und Therapie bewegen sich fast immer in einem Ermessensspielraum.

Verschiedene Handlungsoptionen sind mit unterschiedlichen Kosten verbunden, können aber zu ähnlichen bzw. identischen Behandlungsergebnissen für den Patienten führen.

Ein ökonomischer Nutzen kann nur dann erzielt werden, wenn den Entscheidern die Kosten der jeweiligen Optionen transparent gemacht werden.

In diesem Kapitel wird der Aufbau eines umfassenden Sachkostenberichts beschrieben. Analog zu den Evolutionsschritten des Sachkosten-Controllings ist der Berichtsaufbau in mehrere Phasen aufgeteilt.

5.1 Planung

Das Ziel eines transparenten und verständlichen Berichts zum medizinischen Sachbedarf ist es, dem Adressaten ein Instrument in die Hand zu geben, das er versteht, akzeptiert und nutzt. Hierfür ist es erforderlich, dem Berichtsempfänger Informationen zu den Sachverhalten zur Verfügung zu stellen, die er selbst beeinflussen kann. Um dieses Ziel zu erreichen, müssen wir zunächst drei Fragen klären.

1. Wie ist unsere Zielgruppe strukturiert?
   Oder anders gefragt: Wer benötigt einen individuellen Sachkostenbericht? In erster Linie wird sich dies an dem Kostenstellenplan und Organigramm des Krankenhauses orientieren. Selbstverständlich wird es einen Bericht für jede bettenführende Abteilung geben. Darüber hinaus kann es aus prozessualer Sicht sinnvoll sein, einzelnen klinische Bereiche, die in höherem Maße für den Einsatz des medizinischen Bedarfs autark verantwortlich sind, einen »eigenen« Bericht zur Verfügung zu stellen, z. B.:
   - Anästhesie
   - OP
   - Intensivstation
   - Kreißsaal
   - Radiologie
   - Physiotherapie
   - Ambulanzen
   - usw.
2. Welche Datenquellen nutzen wir?
   An vielen Stellen ist es sinnvoll, im Bericht Kosten- und Leistungsdaten zu verknüpfen, weil zu erwarten ist, dass die entstandenen Kosten mit der Behandlungsleistung korrelieren. Das bedeutet, dass die Informationen, die wir in unserem Sachkostenbericht zeigen, nicht ausschließlich aus der Finanzbuchhaltung und der Materialwirtschaft kommen. Wir benötigen auch Leistungsdaten, die wir z. B. aus dem Krankenhausinformationssystem (KIS) und aus Subsystemen (OP-Modul, Patientendatenmanagementsystem, Kreißsaal-Software usw.) beziehen.
   Weiterhin können InEK-Kalkulationsdaten als Referenzwerte von Nutzen sein, z. B. um Sachkostenanteile einzelner DRGs einzubinden. Zukünftig könnte es auch interessant werden, Daten aus der Qualitätssicherung in den Sachkostenbericht einzubeziehen. Z. B. werden aktuell Qualitätsindikatoren entwickelt, bei denen die Entwicklung postoperativer Wundinfektionen mit dem Verbrauch von Händedesinfektionsmitteln korreliert wird.
   Und schließlich können, wenn vorhanden, Referenzwerte aus vergleichbaren Kliniken (z. B. aus dem gleichen Konzern) eingebunden werden. Bei einem solchen in den Bericht integrierten Klinikvergleich sind unbedingt Strukturunterschiede (Größe, Leistungsspektrum usw.) zu beachten! Wenn man sich nicht mit einem Benchmark, sondern mit einer beliebigen »befreundeten« Klinik vergleicht, besteht darüber hinaus die Gefahr, unwirtschaftliche Strukturen zu übernehmen.
   Aus der Fülle der genannten IT-Systeme wird deutlich, dass ein Data Warehouse (DW) bzw. Business Intelligence (BI) System bei der Berichtserstellung eine große Hilfe und Zeitersparnis darstellt. In diesen Systemen werden die Kosten- und

Leistungsdaten in so genannten Datenwürfeln[2] zusammengefasst. Wenn Ihr Krankenhaus bisher nicht über ein DW/BI verfügt, sollten Sie dieses Buch nun aber nicht zur Seite legen – Sie können auch mit Hausmitteln (z. B. Excel) arbeiten, Sie müssen dann allerdings für jeden Bericht deutlich mehr Zeit einplanen.
Bevor wir mit dem Sachkostenbericht beginnen, müssen wir die relevanten IT-Systeme konsolidieren und die Datenpflege normieren. Unterschätzen Sie diese Aufgabe nicht! Im Abschnitt »Primäre Datenquellen« weiter unten gehen wir auf diesen Punkt näher ein.

3. Wie häufig wollen (und können) wir berichten?
Ein großer Charme des Sachkosten-Controllings liegt darin, dass sinnvolle Maßnahmen sofort zu messbaren Ergebnissen führen. Wenn Sie heute einen Standard zur Labordiagnostik bei Harnwegsinfekten einführen, so kann dies schon im nächsten Bericht zu einer spürbaren Veränderung führen. Es wäre also wünschenswert, den Berichtsturnus möglichst engmaschig, d. h. monatlich zu wählen. Bedenken Sie aber zwei Dinge. Die Erstellung des Berichts kostet Zeit – auch wenn Sie in der glücklichen Lage sind, über ein Data Warehouse zu verfügen, in dem die oben genannten Daten verfügbar sind. Und die Berichte müssen kommuniziert werden (▸ Kap. 6), auch das kostet allen Beteiligten viel Zeit. Es könnte daher eine Überlegung wert sein, lieber quartalsweise besonders sorgfältig plausibilisierte und aussagekräftige Berichte zu erstellen und diese konsequent in Sachkostendialogen zu analysieren.
Die Materialwirtschaft- und Faktura-Abläufe müssen auf den gewählten Berichtsturnus ausgerichtet sein. Da in vielen Krankenhäusern die stationäre Abrechnung für den Vormonat zum Berichtstermin noch nicht komplett sein dürfte, ist das noch ausstehende Abrechnungsvolumen zu schätzen, z. B. indem die noch nicht fakturierten Fälle mit dem Case Mix Index der jeweiligen Fachabteilung bewertet werden.
Bitte achten Sie darauf, dass diese Angaben mit denen des Leistungsberichts übereinstimmen!
Die Krankenhausmaterialwirtschaft erzeugt üblicherweise mit dem Lagerabgang eine kostenstellenbezogene Aufwandsbuchung für den medizinischen Bedarf, die per Schnittstelle an die Hauptbuchhaltung übertragen wird, so dass die Aufwandsdaten zeitnah zur Verfügung stehen sollten. Wichtig ist eine ausreichende Überwachung der Schnittstelle zwischen Neben- und Hauptbuchhaltung.
Als problematisch könnte sich eine nicht ausreichend schnelle Rechnungstellung bzw. -bearbeitung für das Material aus Konsignationslägern erweisen, weil es nicht im Verarbeitungszyklus des Zentrallagerbestandes enthalten ist.

2 (Engl. Data Cube) Für spezifische Sichten begrenzter Datenbestand aus einem oder mehreren operativen Systemen. Damit werden Auswertungen vereinfacht.

5.2 Primäre Datenquellen: Finanzbuchhaltung und Materialwirtschaft

Jede Materialbewegung von der Anforderung bis zur Lieferung an die Verbrauchsstelle wird in den IT-Systemen nachvollziehbar gemacht. Die dazu erforderlichen Systeme sind mindestens eine Finanz- oder Hauptbuchhaltung und eine Materialwirtschaft. Die beiden Systeme sind über eine oder mehrere Schnittstellen datentechnisch miteinander verbunden, damit redundante Dateneingaben vermieden werden. Zumeist gehört noch ein internes Bestellmodul zum Setting, außerdem häufig noch eine weitere Software, die ein vorhandenes Unit-Dose-System steuert.

Alle beteiligten Systeme werden mit systemübergreifend einheitlichen Stammdaten hinsichtlich des Orts und der Art des Materialverbrauchs gesteuert. Der Ort des Verbrauchs wird durch die Angabe einer Kostenstelle kodiert, die Art des Verbrauchs durch die Angabe eines Kontos (die Kostenart in der Kostenrechnung).

Verwenden Sie die zugrunde liegenden Kostenstellen- und Kontenpläne unbedingt einheitlich – und zwar ohne Ausnahme in allen Systemen, um Verwechslungen und Dateninkonsistenzen auszuschließen!

In erster Linie unterstützen die operativen IT-Systeme die Prozesse zur Bedarfsdeckung in den Verbrauchsstellen. Der typische Bestellvorgang läuft wie folgt ab: Die Station informiert das Lager oder die Apotheke darüber, welcher Artikel wo und in welcher Menge benötigt wird. Im Lager wird geprüft, ob der Artikel vorrätig ist oder zunächst beim Lieferanten bestellt werden muss. Wenn vorhanden, wird der Artikel dem Lager entnommen und zusammen mit den anderen angeforderten Artikeln der Station geschickt und dort eingelagert. Auf der Station wird der Artikel dann verbraucht. Im Moment der Lagerentnahme erfolgt im IT-System Materialwirtschaft eine so genannte Lagerabgangsbuchung. Diese umfasst die Menge und genaue Bezeichnung der entnommenen Artikel, den Lieferanten, den Wert in Euro, das dazugehörige Aufwandskonto und die Kostenstelle der zu beliefernden Station. So hat einerseits der Lagerverwalter einen genauen Überblick über die Lagerbestände und wird somit dabei unterstützt, den richtigen Zeitpunkt für eine Nachbestellung zu bestimmen (wenn das System das nicht automatisch für ihn erledigt). Andererseits wird über eine Schnittstelle das IT-System der Finanzbuchhaltung darüber informiert, dass das für die Lagerbestände geführte Konto um den passenden Betrag entlastet und ein Aufwand auf dem passenden Aufwandskonto sowie der dazugehörigen Kostenstelle gebucht werden muss.

Ursächlich zugrunde liegt dieser Buchung also die Anforderung von der Station, damit wird eine Kostenstelle bestimmt. Der angeforderte Artikel wird in der Materialwirtschafts-IT in einen Eurowert und ein Aufwandskonto umgesetzt. Die Angabe der Kombination aus Kostenstelle und Konto wird Kontierung genannt. Deren Stimmigkeit im Einzelfall entscheidet über die Aussagekraft von Kostenstellenberichten. Diese sind nichts anderes als eine nach Konten oder Kontengruppen sortierte Verdichtung der Buchungen auf Kostenstellen oder Kostenstellengruppen innerhalb einer Berichtsperiode. Neben dem bewussten Handling der operativen Systeme ist in erster Linie eine gute Parametrierung der genutzten Buchhaltungssysteme erforderlich. Das führende System ist die Finanzbuchhaltung (Hauptbuchhaltung). Die Nebenbuchhaltungen, u. a. auch die Materialwirtschaft, richten sich hinsichtlich der verwendeten Stammdaten darauf aus. Im Vordergrund stehen die individuell im Haus etablierten Kostenstellen- und Kontenpläne. Trotz aller möglichen Individualität ist eine Ausrichtung am branchenspezifischen Kontenrahmen (siehe nächster Abschnitt) dringend zu empfehlen, um eine Vergleichbarkeit der Datenstrukturen verschiedener Krankenhäuser zu erreichen und damit Betriebsvergleiche oder Benchmarking-Projekte zu ermöglichen bzw. zu erleichtern.

5.3 Krankenhausbuchführungsverordnung (KHBV)

Für die Krankenhäuser in Deutschland sind die wesentlichen Grundsätze der Buchführung in der Krankenhausbuchführungsverordnung (KHBV) festgelegt. Die Anlagen 4 und 5 zur KHBV enthalten den Konten- und den Kostenstellenrahmen für die Krankenhäuser in Deutschland.

Hier der Ausschnitt des Kontenrahmens zur Kontengruppe 66, die den kompletten medizinischen Bedarf abbildet:

66 Medizinischer Bedarf
6600 Arzneimittel (außer Implantate und Dialysebedarf)
6601 Kosten der Lieferapotheke
6602 Blut, Blutkonserven und Blutplasma
6603 Verbandmittel, Heil- und Hilfsmittel
6604 Ärztliches und pflegerisches Verbrauchsmaterial, Instrumente
6606 Narkose- und sonstiger OP-Bedarf
6607 Bedarf für Röntgen- und Nuklearmedizin
6608 Laborbedarf
6609 Untersuchungen in fremden Instituten
6610 Bedarf für EKG, EEG, Sonographie
6611 Bedarf der physikalischen Therapie
6612 Apothekenbedarf, Desinfektionsmaterial
6613 Implantate
6614 Transplantate
6615 Dialysebedarf
6616 Kosten für Krankentransporte (soweit nicht Durchlaufposten)
6617 Sonstiger medizinischer Bedarf
6618 Honorare für nicht im Krankenhaus angestellte Ärzte

Wie in Kap. 2 schon beschrieben, sollte für den Sachkostenbericht der medizinische Bedarf über eine Reduzierung der verwendeten Kostenarten bereinigt werden (► Kap. 2).

Boni werden häufig erst nach dem Abschluss des Jahres vom Lieferanten gezahlt, sind nicht unbedingt einem Produkt zuzuordnen und im Krankenhaus als Ertrag gebucht. Die unterjährigen Berichte beziehen sich auf den gemessenen Aufwand, es erscheint vertretbar, diese im Berichtswesen nicht mit den Ertragsbuchungen zu saldieren – soweit nicht besondere Vorteile bestimmten Produkten zuzurechnen sind. Eine Darstellung der Boni wird auf jeden Fall in der Bereichsergebnisrechnung/abteilungsbezogenen Deckungsbeitragsrechnung erfolgen.

Die Logik des Kostenstellenplans sollte ebenfalls dem in der KHBV festgelegten Rahmen folgen, u. a. zur besseren Vergleichbarkeit zwischen verschiedenen Einrichtungen. Hier ein Auszug aus der Anlage 5 zur KHBV.

92	Medizinische Institutionen
920	Röntgendiagnostik und -therapie
921	Nukleardiagnostik und -therapie
922	Laboratorien
923	Funktionsdiagnostik
924	Sonstige diagnostische Einrichtungen
925	Anästhesie, OP-Einrichtungen und Kreißzimmer
926	Physikalische Therapie
927	Sonstige therapeutische Einrichtungen
928	Pathologie
929	Ambulanzen
93-95	Pflegefachbereiche – Normalpflege
930	Allgemeine Kostenstelle
931	Allgemeine Innere Medizin
932	Geriatrie
933	Kardiologie
934	Allgemeine Nephrologie
935	Hämodialyse/künstliche Niere (alternativ 962)
936	Gastroenterologie
937	Pädiatrie
938	Kinderkardiologie
939	Infektion
940	Lungen- und Bronchialheilkunde
941	Allgemeine Chirurgie
942	Unfallchirurgie
…	

5.4 Interdisziplinäre Stationen und Funktionsbereiche

In der Regel zählen die Chefärzte bzw. Kliniken zu den Adressaten eines Sachkostenberichts. Zu einer Klinik gehören oft mehrere Stationen, deren Ergebnisse dann im Bericht verdichtet werden – allerdings nehmen Belegungen der Stationen durch mehrere Fachrichtungen immer mehr zu. In diesem Zusammenhang weisen wir auf ein wichtiges Problemfeld hin: die Buchungssystematik auf interdisziplinären Stationen.

Zitat aus der Klinik

Chefarzt Unfallchirurgie: Die Zahlen stimmen hinten und vorne nicht. Welchem Patienten soll ich denn bitte dieses teure Zytostatikum verordnet haben?

Aller Erfahrung nach ist es nicht praktikabel, x unterschiedliche Kostenstellen für jede Station einzurichten und darauf zu vertrauen, dass die anfordernden Personen bei jeder Bestellung brav die korrekte Kostenstelle anklicken. Schließlich werden die Artikel auf der Station sowieso am gleichen Ort, im gleichen Schrank gelagert – unabhängig von der anfordernden Fachabteilung. In der Regel läuft also der Sachbedarf einer Station auf eine Kostenstelle. Dennoch möchten wir die eingesetzten Sachmittel im Bericht möglichst genau der jeweiligen Fachabteilung zuordnen.

In der Praxis hat es sich bewährt, ein belegungstagbezogenes Verteilungsmodell um abteilungsspezifische Zuordnungen zu ergänzen.

Was bedeutet das? Betrachten wir z. B. eine Station, die mit neurologischen und urologischen Patienten belegt wird. Den Großteil des Sachbedarfs können wir den beiden Kostenstellen automatisch über den jeweiligen Belegungsanteil zuordnen, ohne dass dies zu groben Verfälschungen führt. Für einzelne Artikel sollten wir aber ergänzende Festlegungen treffen, so dass z. B. Blasenspüllösungen ausschließlich der Urologie, hochpreisige Antiepileptika dagegen ausschließlich der Neurologie zugeordnet werden. Diese »manuellen Umbuchungen« können im Data Warehouse konfiguriert werden.

Ein Wechsel in der Zuordnung der einzelnen Stationen zu den Kliniken muss in den Stammdaten der Systeme datumsgenau gepflegt werden, um eine konsistente Berichterstattung zu ermöglichen.

Weitere Kostenstellen, die Materialaufwand für unterschiedliche Berichtsadressaten tragen, müssen nach sinnvollen Bezugsgrößen verrechnet werden. Z. B. bieten sich für den OP die Schnitt-Naht-Zeiten der beteiligten Disziplinen an. Wie für die Stationen gilt auch hier, dass in den Kliniken spezifisch genutzte Materialien, z. B. wird die Totalendoprothese eindeutig zur Orthopädie gehören, vor einer Verrechnung umgebucht werden sollten.

Der stationäre Bereich macht den weitaus größten Leistungsbereich im Krankenhaus aus, allerdings gibt es Leistungsbereiche, die zunehmend ambulantisiert werden und trotzdem weiterhin vom Krankenhaus betrieben werden. Z. B. im Bereich des ambulanten Operierens die Leistungen nach § 115 b SGB V oder in der Onkologie durch § 116 b-Leistungen (ambulante spezialfachärztliche Versorgung). Auch angesichts der differenten Finanzierungssystematik sind für diese Bereiche eine Abgrenzung über eigene Kostenstellen und angepasste Prozesse zu Materialbestellung und -lagerung zu empfehlen, so dass eine besondere Ambulanzbetrachtung mit hoher Genauigkeit ermöglicht wird.

5.5 Systematik der Stammdaten – Warengruppen

Das Materialwirtschaftssystem bietet die Möglichkeit, Analysen bis hinunter auf die Ebene des einzelnen Artikels durchzuführen. Deshalb nimmt sie, wie wir unten sehen werden, eine sehr wichtige Rolle als Datenlieferant für unser Berichtswesen ein. Die Stammdaten entscheiden über die Auswertbarkeit der im operativen Betrieb gespeicherten Datenströme. Insofern gehört die Definition einer brauchbaren Stammdatensystematik zu den Kernaufgaben des strategischen Beschaffungsmanagements.

Für spätere Auswertungen besonders wichtig sind die Artikelstammdaten. Um eine gute Auswertbarkeit zu gewährleisten, sollten diese möglichst vollständig angelegt sein. Die Zahl der Durchläufer ist deshalb möglichst gering zu halten. Jeder gelistete Artikel erhält in der Materialwirtschaft einen eigenen Stammdatensatz. Eine typische Analyse aus einer Materialwirtschaft ist die ABC-Analyse, in der die Artikel nach abnehmender Bedeutung (i. d. R. Umsatz) sortiert werden. Gleichartige Artikel kommen in solchen Listen häufig mehrfach vor, z. B. weil es sie in mehreren Größen, Packungsinhaltsmengen, Qualitäten und von unterschiedlichen Herstellern gibt. Dieser Umstand macht solche Auswertungen leicht unübersichtlich bzw. sie sind so nicht brauchbar, weil gleichartige Artikel in vielen Zeilen vorkommen, eigentlich aber deren Summe benötigt wird. Also sollte auf gleichartige Artikel verdichtet werden, z. B. OP-Handschuhe in allen Größen, aus Latex oder Neopren; oder bei Arzneimitteln eine Verdichtung auf ein Medikament in unterschiedlichen Dosierungen. Um in ABC-Analysen in diesem Sinne zielgerichtet verdichten zu können, sollten möglichst mehrere Klassifikationsfelder je Stammdatensatz (z. B. als Warengruppen bezeichnet) angelegt sein. Auch hier macht die Nutzung eines Standards Sinn, z. B. der im eCl@ss-System definierte. Die Systematik wurde vom eCl@ss e. V. aufgebaut. Der Verein besteht seit 2000 und wurde mit der Maßgabe gegründet, ein standardisiertes Klassifizierungs- und Merkmalsystem für Waren und Dienstleistungen zu entwickeln. Damit soll die Voraussetzung für eine deutliche Vereinfachung im firmenübergreifenden Datenaustausch entstehen. eCl@ss beschreibt eine vierstufige Materialklassenhierarchie. Aus der Hierarchie ergibt sich, dass eine übergeordnete Klasse ihre untergeordneten Klassen umfasst, ihr also logisch zugeordnet ist. Die Knoten der Baumstruktur werden als Materialklassen bezeichnet. Die vier Ebenen sind: Sachgebiet, Hauptgruppe, Gruppe und Untergruppe, und werden über einen achtstelligen Klassifikationsschlüssel dargestellt. Der Schlüssel »34-14-01-01« zum Beispiel steht für ein Medizinprodukt: Latex-OP-Handschuh (steril).

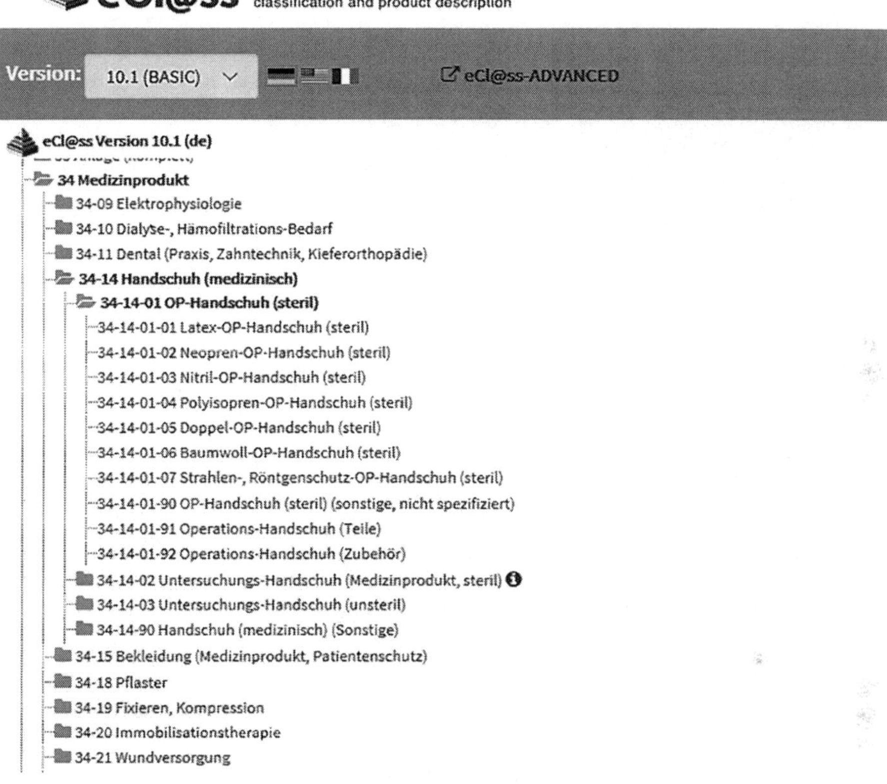

Abb. 5.1: eCl@ss-Systematik (Auszug)

Für Arzneimittel ist die Systematik der Roten Liste einsetzbar, die insgesamt 88 Hauptgruppen enthält. Die Rote Liste ist ein seit vielen Jahren in Deutschland erscheinendes Verzeichnis, das medizinisch-pharmazeutische Fachkreise (Ärzte, Apotheker, Kliniken usw.) über im Handel befindliche Präparate informieren soll (Wikipedia 2019). Ein Auszug aus der Roten Liste:

1. Abmagerungsmittel, Appetitzügler, Antiadiposita
2. (nicht belegt)
3. Acidosetherapeutika
4. Analeptika, Antihypoxämika
5. Analgetika, Antirheumatika
6. Anthelminthika

7. Antiallergika
8. Antianämika
9. Antiarrhythmika
10. Antibiotika, Antiinfektiva
11. Antidementiva (Nootropika)
12. Antidiabetika
13. Antidota
14. Antiemetika, Antivertiginosa
15. Antiepileptika
16. Antihämorrhagika (Antifibrinolytika u. andere Hämostatika)
17. Antihypertonika
18. Antihypoglykämika
19. Antihypotonika
20. Antikoagulantia
21. Antimykotika

Seit dem Sommer 2018 arbeiten mehrere große Einkaufsgemeinschaften für Krankenhäuser (GDEKK, P.E.G., Prospitalia, Sana-Einkaufsverbund) an einer gemeinsamen Branchenlösung für Artikelstammdaten. Damit soll die Digitalisierung des Einkaufs unterstützt werden. Wahrscheinlich wird so auch eine Qualitätssteigerung der Stammdaten im einzelnen Krankenhaus erreicht werden können (EKK 2018).

5.6 Struktur der Sachkostenberichte

Nachdem wir uns um die im vorigen Abschnitt aufgeführten vorbereitenden Aufgaben und die Stammdatenpflege gekümmert haben, können wir nun mit dem Aufbau unseres Sachkostenberichts starten. Die nachfolgend beschriebene Struktur ist seit Jahrzehnten bewährt: sie wurde von Dr. Christoph Lohfert (1937 – 2017) und Uwe Sanden in den 80er Jahren entwickelt, in hunderten Projekten umgesetzt und von den Autoren dieses Buches jahrelang angewendet und weiterentwickelt.
Zusammengefasst besteht der Sachkostenbericht für eine medizinische Abteilung aus folgenden Differenzierungsstufen:

- Darstellung der Kosten für medizinischen Sachbedarf insgesamt, absolut und im Verhältnis zu einem geeigneten Leistungsäquivalent;
- Darstellung der Kostenarten, ebenfalls absolut und im Verhältnis zum Leistungsäquivalent;
- Darstellung der in der Summe teuersten Einzelprodukte und Warengruppen (als ABC-Analyse, z. B. TOP 75);
- Sonderberichte z. B. für ausgegliederte Sekundärleistungen oder strategisch relevante Bereiche. In diesen Bereich gehören auch Refinanzierungsquoten für zusatzentgeltrelevante Leistungen (▸ Kap. 3.6, ▸ Kap. 11.6).

Um die Entwicklung der Sachkosten im Zeitverlauf zu beurteilen, ist zwingend ein Periodenvergleich im Bericht anzugeben, also z. B. die prozentuale Entwicklung im Vergleich zum Vorjahreszeitraum. Es bietet sich die Darstellung der monatlich für die jeweils dargestellte Kenngröße (Kostenart, Warengruppe, Einzelprodukt) gebuchten Kosten in einem rollierenden 12-Monats-Fenster an. Die zusätzliche Darstellung der kumulierten Kosten für die letzten zwölf Monate sowie für ein bis drei Vorjahre ermöglicht eine Abweichungsanalyse.

Eine weitere aussagekräftige Darstellung zeigt den Berichtsmonat, den kumulierten Berichtszeitraum (YTD[3]) und ggf. die Jahresprognose, jeweils mit den dazugehörigen Vorjahreswerten. Die Darstellung des kumulierten Berichtszeitraums macht besonders bei den Finanzkennzahlen dann Sinn, wenn keine »harten« Monatsabschlüsse durchgeführt werden, also im laufenden Jahr permanent die Vormonate bebucht werden.

Wenn Zielwerte (▸ Kap. 7) vereinbart werden, z. B. für die Effizienzkennzahl »Bereinigter medizinischer Sachbedarf im Verhältnis zum Case Mix«, ist deren Darstellung als Referenzwert und die Abweichung vom aktuellen Ist-Wert im Bericht natürlich unverzichtbar.

5.7 Bezug zur Leistungsentwicklung

Wie schon gesagt, möchten wir den Aufwand ins Verhältnis zur Leistungsentwicklung setzen – wer mehr Patienten behandelt, setzt natürlich auch mehr Sachmittel ein und umgekehrt. Insbesondere auf Kostenarten- und Warengruppenebene sollte ein solches Kosten-Leistungsverhältnis dargestellt werden. Für bettenführende Abteilungen hat sich der Case Mix[4] (CM) als Bezugsgröße für die Leistungsmenge etabliert. Die Steuerungsgröße lautet hier also: Wareneinsatz im Verhältnis zum CM. Für verschiedene andere Bereiche ist diese Größe allerdings nicht zu ermitteln oder als Bezugsgröße nicht sinnvoll, so dass hier auf andere Leistungsäquivalente zurückgegriffen werden sollte. Mögliche Bezugsgrößen zeigt die Tabelle 5.1 (▸ Tab. 5.1).

Aus Gründen der Übersichtlichkeit wird es in der Regel nicht möglich sein, alle Warengruppen und Artikel in einem Berichtsblatt zu zeigen. Warengruppen mit einer großen Zahl zugeordneter Artikel, z. B. Blutprodukte und Antibiotika, sollten separat dargestellt werden. Dies gilt auch für Labor, Radiologie, Physiotherapie und andere Leistungsbereiche, falls diese von externen Dienstleistern erbracht werden und die hier entstehenden Kosten nicht als Personal-, sondern als Sachkosten gebucht werden. Auch kann es sinnvoll sein, den Sachbedarf für strategisch bedeutsame und hochspezialisierte Leistungen in einem Sonderbericht darzustellen. Beispielsweise wäre für

3 Year-to-date

4 Der Case Mix ist die Summe der Relativgewichte in der Periode, z. B. bezogen auf einen Monat. Er kann für ein ganzes Krankenhaus oder auch für einzelne bettenführende Abteilungen dargestellt werden.

eine gefäßchirurgische Abteilung die Aufwandsstatistik im Hybrid-OP interessant. Auch für Leistungen, mit denen sich das Krankenhaus durch ein Alleinstellungsmerkmal gegenüber Mitbewerbern abgrenzen möchte (Beispiel roboterassistierte Chirurgie), kann ein Sonderbericht erstellt werden. Für im Krankenhaus etablierte steuernde Instanzen wie z. B. Arzneimittelkommission, Warengruppenkommissionen etc. sollten die relevanten Warengruppen und Artikel ebenfalls separat dargestellt werden.

Tab. 5.1: Bezugsgrößen/Leistungsäquivalente

Berichtsempfänger	Bezugsgröße/Leistungsäquivalent
Bettenführende Abteilung	• Gesamterlös der Abteilung • Erlöse aus stationärer Behandlung (CM, Zusatzentgelte, NUB) • Case Mix
Ambulanzen	• Patientenkontakte • Erlöse aus Spezialambulanzen, z. B. § 116 b SGB V
Funktionsbereiche	• GOÄ-Punkte • Untersuchungszeiten
Intensivstation	• TISS/SAPS-Punkte • Beatmungsstunden • Intensivmedizinische Scores
OP	• Anzahl Eingriffe • Schnitt-Naht-Minuten • Anästhesieminuten

5.8 Berichtsdesign

Sachkostenberichte sind komplex. Unser Ziel ist es, trotz der immensen Datenfülle einen Bericht zu kreieren, dessen Kernaussagen durch eine klare Struktur schnell erschlossen werden können. Entscheidend sind hierbei u. a. folgende Punkte.

- Einheitliche Spaltendefinition: Vorjahresdaten, kumulierte Jahresdaten, einzelne Monatswerte und Abweichungsanalysen sollten immer in der gleichen Reihenfolge dargestellt werden.
- Einheitliche Zeilendefinition: die Summenzeile sollte immer an derselben Stelle zu finden sein, also entweder oben oder unten.
- Einheitliche Darstellung von Abweichungen, z. B. durch rote und grüne Schrift.
- Erstellungsdatum, Datenstand und Ansprechpartner inkl. Telefonnummer sollten immer eingetragen werden.
- Das gewählte Berichts-Layout sollte möglichst krankenhausweit einheitlich etabliert und sich am Corporate Design orientieren (wahrscheinlich gibt es dazu

Vorgaben, fragen Sie Ihre für Öffentlichkeitsarbeit/Unternehmenskommunikation zuständigen Kolleginnen und Kollegen!).

Insofern sollten die Berichte nach einem immer gleichen Muster erstellt werden.

Wenn Sie nach gestalterischer Orientierung suchen, schauen Sie sich einmal die »International Business Communication Standards« (IBCS) an![5]

Die nachfolgende Abbildung und die darauffolgenden Tabellen zeigen beispielhaft einen mehrstufig aufgebauten (»top-down«) Monatsbericht für eine bettenführende Fachabteilung. In der ersten Berichtsstufe werden Kostenarten aus der Finanzbuchhaltung dargestellt (► Abb. 5.2.). Die Umrandungen zeigen die folgenden Bereiche 1–4:

- Bereich 1: Liste der Kostenarten (Ausschnitt) (► Tab. 5.2)
- Bereich 2: Verbrauchsdaten der letzten 12 Monate (Ausschnitt) (► Tab. 5.3)
- Bereich 3: Summenspalten und Abweichungsanalyse (Ausschnitt) (► Tab. 5.4)
- Bereich 4: Korrelation des Aufwands (hier: Bereinigter medizinischer Sachbedarf BMES im Verhältnis zum Case Mix) (► Tab. 5.5)

5 Unter https://www.ibcs.com/de/ finden Sie eine Fülle nützlicher Vorschläge, um Tabellen und Grafiken aussagekräftig und gut lesbar zu gestalten.

Nr.	Kostenartenbericht	09.2018	10.2019	11.2018	...	08.2019	Gesamt 12-Monats-fenster	kum. Anteil	Ø 2017	Ø 2018	Ø Gesamt 12-Monats-fenster	Abw. abs.	Abw. in %
		[illegible]	[illegible]	[illegible]	...	[illegible]639	[illegible]		[illegible]	[illegible]	[illegible]	[illegible]	[illegible]72%
[illegible]	[illegible]60000 Arzneimittel	234.316	235.417	209.886	...	263.38[illegible]	2.899.032	22,40%	263.259	235.289	241.586	6.297	2,[illegible]%
2	660478 Instrumente, med. Geräte	189.785	193.919	147.218	...	194.573	2.164.960	39,14%	161.183	173.580	180.413	6.834	3,94[illegible]
3	661377 Gefäßprothesen	147.428	126.265	147.287	...	143.367	1.712.141	52,37%	133.526	139.766	142.678	2.913	2,08[illegible]
4	661100 Bezogene Leistg. Physiotherapie	102.728	90.093	101.438	...	95.000	1.189.329	61,56%	96.048	96.334	99.111	2.777	2,88[illegible]
5	660470 Ärztliches u. pflegerisches Verbrauchsmaterial	90.115	83.636	85.284	...	81.973	1.035.570	69,56%	87.809	87.884	86.298	-1.586	-1,80[illegible]
6	660915 Entgelte für Untersuchungen Pathologie	51.890	55.926	75.364	...	39.593	748.196	75,34%	49.499	55.456	62.350	6.894	12,43[illegible]
7	660674 Narkose- und sonstiger OP-Bedarf	53.573	61.429	44.451	...	65.969	660.181	80,45%	53.302	56.358	55.015	-1.342	-2,38[illegible]
8	661370 Defibrillatoren	31.879	34.985	[illegible]71	...	51.568	542.577	84,64%	47.473	[illegible]449	45.215	-3.234	-6,67[illegible]
9	660672 Nahtmaterial	16.334	22.701	13[illegible]06	...	20.155	257.550	86,63%	20.889	[illegible]424	21.462	-961	-4,29[illegible]
10	660205 Blut, Blutkonserven und Blutplasma	26.004	54.752	3[illegible]34	...	16.488	253.334	88,59%	21.281	[illegible].642	21.111	-1.531	-6,76[illegible]
11	660906 Entgelte für Untersuchungen in fremden Instituten	42.084	25.680	[illegible].926	...	1.136	239.895	90,44%	25.047	2[illegible]18	19.991	-2.326	-10,42[illegible]
12	661813 Konsiliarärztliche Untersuchungen	28.612	42.950	11.379	...	6.045	207.496	92,04%	26.251	2[illegible]57	17.291	-7.366	-29,87[illegible]
13	661379 Herzschrittmacher	29.615	19.290	[illegible]9	...	19.278	200.560	93,59%	14.132	[illegible].605	16.713	-2.892	-14,75[illegible]
14	661807 Honorare für nicht angest. Pflegekräfte	20.821	27.598	23.719	...	39	126.789	94,57%	12.197	18.948	10.566	-8.383	-44,24[illegible]
15	660372 Verbandmittel, Heil- und Heilhilfsmittel	8.740	10.711	10.089	...	9.853	103.541	95,37%	8.085	9.125	8.628	-497	-5,44[illegible]
16	660701 Bedarf für Röntgen- u. Nuklearmedizin	6.190	6.137	6.890	...	7.104	100.949	96,15%	6.464	8.069	8.412	343	4,26[illegible]
17	660809 Laborbedarf	7.159	5.003	7.023	...	7.117	76.764	96,75%	10.194	7.114	6.397	-717	-10,08[illegible]
18	661805 Honorare f. nicht im Krankenhaus angestellte Ärzte	2.580	7.155	4.070	...	2.070	53.955	97,16%	4.696	4.736	4.496	-240	-5,07[illegible]
[illegible]	661201 Desinfektionsmaterial	3.956	4.020	4.025	...	3.42[illegible]	48.197	97,54%	3.910	4.118	4.016	-102	-2,4[illegible]%
20	[illegible]0914 Fremdlabor	3.605	1.828	6.664	...		39.229	97,84%	4.219	3.886	3.269	-617	[illegible]8%
...	...	...	...	...	...	...	...	...	...	...	...	...	...
	Summe BMES	**863.914**	**872.082**	**782.304**	...	**896.965**	**10.238.649**		**845.827**	**850.186**	**853.221**	**3.035**	**0[illegible]**
	Summe Rest	265.727	263.113	252.621	...	144.674	2.701.118		227.294	235.503	225.093	-10.410	-5[illegible]
	Gesamt	1.129.641	1.135.195	1.03[illegible]26	...	1.041.639	12.939.767		1.073.121	1.086.188	1.078.314	-7.874	-1[illegible]
	Fallzahl	2895	2879	[illegible]83	...	2880	**34.528**		2.759	2.858	2.877	19	1[illegible]
	VWD	5,92	5,79	[illegible]13	...	5,78	**5,88**		6,28	6,04	5,88	0	-3[illegible]
	Case Mix	3009	2804	[illegible]	...	2968	**36.243**		2.984	2.994	3.020	26	1[illegible]
	Case Mix Index	1,039	0,974	[illegible]57	...	1,030	**1,050**		1,082	1,048	1,050	0	0[illegible]
	BMES / Case Mix	**287,10**	**311,02**	**275,75**	...	**302,26**	**282,50**		**283,42**	**283,95**	**282,50**	**-1**	**[illegible]%**

Abb. 5.2: Kostenartenbericht

Tab. 5.2: Bereich 1, Liste der Kostenarten, nach Gesamtaufwand sortiert (Ausschnitt)

Nr.	Kostenartenbericht
1	660000 Arzneimittel
2	660478 Instrumente, med. Geräte
3	661377 Gefäßprothesen
4	661100 Bezogene Leistg. Physiotherapie
5	660470 Ärztliches u. pflegerisches Verbrauchsmaterial
6	660915 Entgelte für Untersuchungen Pathologie
7	660674 Narkose- und sonstiger OP-Bedarf
8	661370 Defibrillatoren
9	660672 Nahtmaterial
10	660205 Blut, Blutkonserven und Blutplasma
11	660906 Entgelte für Untersuchungen in fremden Instituten
12	661813 Konsiliarärztliche Untersuchungen
13	661379 Herzschrittmacher
14	661807 Honorare für nicht angest. Pflegekräfte
15	660372 Verbandmittel, Heil- und Heilhilfsmittel
16	660701 Bedarf für Röntgen- u. Nuklearmedizin
17	660809 Laborbedarf
18	661805 Honorare f. nicht im Krankenhaus angestellte Ärzte
19	661201 Desinfektionsmaterial
20	660914 Fremdlabor

Tab. 5.3: Bereich 2, Verbrauchsdaten der letzten 12 Monate (Ausschnitt)

09.2018	10.2019	11.2018	...	08.2019
1.129.641	1.135.195	1.034.926	...	1.041.639
234.316	235.417	209.886	...	263.389
189.785	193.919	147.218	...	194.573
147.428	126.265	147.287	...	143.367
102.728	90.093	101.438	...	95.000
90.115	83.636	85.284	...	81.973
51.890	55.926	75.364	...	39.593
53.573	61.429	44.451	...	65.969
31.879	34.985	40.371	...	51.568
16.334	22.701	13.406	...	20.155
26.004	54.752	30.734	...	16.488
42.084	25.680	20.926	...	1.136
28.612	42.950	11.379	...	6.045
29.615	19.290	14.939	...	19.278
20.821	27.598	23.719	...	39
8.740	10.711	10.089	...	9.853
6.190	6.137	6.890	...	7.104
7.159	5.003	7.023	...	7.117
2.580	7.155	4.070	...	2.070
3.956	4.020	4.025	...	3.429
3.605	1.828	6.664	...	

Tab. 5.4: Bereich 3, Summenspalten und Abweichungsanalyse (Ausschnitt)

Gesamt 12-Monats-fenster	kum. Anteil	Ø 2017	Ø 2018	Ø Gesamt 12-Monats-fenster	Abw. abs.	Abw. in %
12.939.767	0,00 %	1.073.121	1.086.188	1.078.314	–7.874	–0,72 %
2.899.032	22,40 %	263.259	235.289	241.586	6.297	2,68 %
2.164.960	39,14 %	161.183	173.580	180.413	6.834	3,94 %
1.712.141	52,37 %	133.526	139.766	142.678	2.913	2,08 %
1.189.329	61,56 %	96.048	96.334	99.111	2.777	2,88 %
1.035.570	69,56 %	87.809	87.884	86.298	–1.586	–1,80 %
748.196	75,34 %	49.499	55.456	62.350	6.894	12,43 %
660.181	80,45 %	53.302	56.358	55.015	–1.342	–2,38 %
542.577	84,64 %	47.473	48.449	45.215	–3.234	–6,67 %
257.550	86,63 %	20.889	22.424	21.462	–961	–4,29 %
253.334	88,59 %	21.281	22.642	21.111	–1.531	–6,76 %
239.895	90,44 %	25.047	22.318	19.991	–2.326	–10,42 %
207.496	92,04 %	26.251	24.657	17.291	–7.366	–29,87 %
200.560	93,59 %	14.132	19.605	16.713	–2.892	–14,75 %
126.789	94,57 %	12.197	18.948	10.566	–8.383	–44,24 %
103.541	95,37 %	8.085	9.125	8.628	–497	–5,44 %
100.949	96,15 %	6.464	8.069	8.412	343	4,26 %
76.764	96,75 %	10.194	7.114	6.397	–717	–10,08 %
53.955	97,16 %	4.696	4.736	4.496	–240	–5,07 %
48.197	97,54 %	3.910	4.118	4.016	–102	–2,48 %
39.229	97,84 %	4.219	3.886	3.269	–617	–15,88 %
…	…	…	…	…	…	…

Tab. 5.5: Bereich 4, Korrelation des Aufwands (hier: Bereinigter medizinischer Sachbedarf BMES im Verhältnis zum Case Mix)

	09.2018	10.2018	11.2018	...	08.2019	Gesamt 12-Monats-fenster	Ø 2017	Ø 2018	Ø Gesamt 12-Monats-fenster	Abw. abs.	Abw. in %
Summe BMES	**863.914**	**872.082**	**782.304**	...	**896.965**	**10.238.649**	**845.827**	**850.186**	**853.221**	**3.035**	**0 %**
Summe Rest	265.727	263.113	252.621	...	144.674	2.701.118	227.294	235.503	225.093	–10.410	–5 %
Gesamt	1.129.641	1.135.195	1.034.926	...	1.041.639	12.939.767	1.073.121	1.086.188	1.078.314	–7.874	–1 %
Fallzahl	2895	2879	2683	...	2880	**34.528**	2.759	2.858	2.877	19	1 %
VWD	5,92	5,79	6,13	...	5,78	**5,88**	6,28	6,04	5,88	0	–3 %
Case Mix	3009	2804	2837	...	2968	**36.243**	2.984	2.994	3.020	26	1 %
Case Mix Index	1,039	0,974	1,057	...	1,030	**1,050**	1,082	1,048	1,050	0	0 %
BMES / Case Mix	**287,10**	**311,02**	**275,75**	...	**302,26**	**282,50**	**283,42**	**283,95**	**282,50**	**–1**	**–1 %**

Auf der zweiten Stufe des Sachkostenberichts verlassen wir die Finanzbuchhaltung und werten nun Informationen aus unserem Materialwirtschaftssystem sowie der Apotheke aus: zunächst auf Ebene der Warengruppen. Der Aufbau entspricht dem des Kostenartenberichts mit Zwölf-Monats-Fenster, Abweichungsanalyse etc. So finden sich die Adressaten rasch in der Darstellung zurecht. Die Korrelation mit der Leistung (z. B. CM) ist auf dieser Ebene nicht erforderlich und auch nicht sinnvoll. Es hat sich bewährt, Sachbedarf und Arzneimittel separat darzustellen. Das Beispiel in Tabelle 5.6 zeigt die Arzneimittel-Gruppen (► Tab. 5.6).

Auf der dritten und differenziertesten Stufe werden in einer ABC-Analyse, z. B. als TOP 75-Liste, einzelne Artikel aufgeführt (► Tab. 5.7). Auch hier bietet es sich an, Arzneimittel und Sachbedarf getrennt zu zeigen. Die Angabe des Preises für den Einzelartikel – z. B. als gleitender Durchschnittspreis über die letzten 12 Monate – ermöglicht dem Berichtsempfänger oftmals, medizinisch gleichwertige, aber ökonomischere Alternativen zu identifizieren.

Zusätzlich werden – Stufe vier – für die wichtigen Sekundärleistungen TOP-Listen erstellt, deren Aufbau wieder dem der oberen Berichtsstufen entspricht. Relevant können hier z. B. radiologische Leistungen, Labor, Pathologie, Physiotherapie oder Blutprodukte sein. Auch für die Sekundärleistungen können Steuerungsgrößen definiert werden, z. B. Kosten je Case-Mix-Punkt.

Ergänzend sollten Sie für relevante zusatzentgeltpflichtige Leistungen Refinanzierungsquoten ermitteln (► Kap. 3.6 und ► Kap. 11.6).

Tab. 5.6: Warengruppenanalyse, hier: Arzneimittel (Ausschnitt)

Nr.	Warengruppe Arzneimittel	09.2018	10.2018	...	08.2019
	Summe	**34687**	**29807**	...	**25186**
1	M_42 Fibrinolytika	11491	9896	...	9104
2	M_75 Sera, Immunglobuline, Impfstoffe	6731	4678	...	2815
3	M_52 Infusionslösungen	1635	1580	...	1650
4	M_20 Antikoagulantia	1488	1288	...	1370
5	M_10 Antibiotika	676	708	...	855
6	M_86 Zytostatika	567	1107	...	40
7	M_31 Corticoide (Interna)	799	1375	...	1020
...	...	...	...	...	9104

Tab. 5.7: TOP-Liste Einzelartikel (Ausschnitt)

Nr.	Artikel nach Kostenart	Artikel	Ø Preis	09.2018	10.2018	11-2018	…	08.2019	Gesamt 12-Monatsfenster	Anteil	kum. Anteil	Ø 2017	Ø 2018	Ø Gesamt 12-Monatsfenster	Abw. abs.	Abw. In %
		Summe		55.626	73.411	94.250	…	109.639	1.076.648	100,00 %	0,00 %	102.573	81.144	89.721	8.577	10,57 %
1	660205 Blut, Blutkonserven und Blutplasma	I-50930 Humanalbumin	45,48	1.683	4.866	8.414	…	6.413	51.073	4,74 %	10,52 %	1.952	3.908	4.256	348	8,91 %
2	660750 Dialysebedarf	I-1019998 Dialysat 1	19,59	1.019	2.038	2.038	…	6.113	38.714	3,60 %	17,98 %	4.408	1.613	3.226	1.613	100,00 %
3	660418 Instrumente, med. Geräte	5585 Monitoring-Set	15,04	1.520	1.550	1.850	…	1.805	22.476	2,09 %	25,21 %	1.967	1.848	1.873	25	1,36 %
4	660750 Dialysebedarf	I-1019999 Dialysat 2	20,99	418	1.006	1.007	…	3.023	20.988	1,95 %	27,15 %	2.155	1.167	1.749	582	49,89 %
5	660418 Instrumente, med. Geräte	1021278 Hypothermie	1778,455				…		14.228	1,32 %	33,08 %	1.127	705	1.186	481	68,28 %
6	660750 Dialysebedarf	I-1011546 Hämofiltration Zusatz	14,58		58	1.574	…	3.032	13.761	1,28 %	35,66 %	1.883	513	1.147	634	> 100 %
	…	…	…	…	…	…	…									

Wir haben in diesem Kapitel den Aufbau eines differenzierten und aussagekräftigen Sachbedarf-Berichts gezeigt. Der eigentliche Effekt der Steuerung erfolgt über die konsequente Ansprache der Leistungserbringer und die medizinisch-inhaltliche Diskussion zu den Verbrauchsmaterialien, auf die im nächsten Abschnitt eingegangen wird.

6 Wie kommunizieren wir im Team?

Im letzten Kapitel haben wir gesehen, wie man einen strukturierten Sachkostenbericht aufbauen kann. Die Controller unter uns wissen, dass regelmäßige Berichte oft nicht die gewünschte Wirkung entfalten, sondern ungelesen in der (digitalen) Mülltonne landen. Dieses Risiko ist bei unserem Sachkostenbericht besonders groß, da der Bericht sehr umfangreich und nicht unbedingt selbsterklärend ist. Damit aus den Zahlen sinnvolle Aktionen entstehen, müssen die Beteiligten darüber sprechen, und zwar regelmäßig und strukturiert. Diese Gespräche nennen wir Sachkostendialoge.»Dialog« ist hier nicht im Sinne von Zwiegespräch gemeint. Wir werden weiter unten sehen, dass die Gesprächsrunde recht groß werden kann. »Dialog« wird hier verstanden als ein Gespräch auf Augenhöhe.

6.1 Planung der Sachkostendialoge

Planen Sie beim Aufbau des Sachkosten-Controllings unbedingt von vornherein die Zeit für Sachkostendialoge ein. Es ist gefährlich, zunächst das Reporting aufzubauen und zu veröffentlichen, dann aber erst Wochen oder Monate später eine Regelkommunikation einzuführen. Die Motivation der Verantwortlichen wird dadurch geschwächt, und schlimmstenfalls werden aus den Zahlen in der Zwischenzeit kontraproduktive Maßnahmen abgeleitet. Die Sachkostendialoge können auch keine freiwillige Veranstaltung sein; die Geschäftsführung bzw. Klinikleitung muss hier klare Anweisungen an die Verantwortlichen geben und idealerweise durch persönliche Präsenz die Wichtigkeit unterstreichen.

Ein wesentlicher Punkt, der von vornherein in die Planung einfließen muss, ist die recht aufwendige Vorbereitung der Sachkostendialoge durch den Moderator. Das wird häufig ein (Medizin-)Controller sein, ggf. auch ein Mitarbeiter aus dem Einkauf oder aus der Apotheke.

Unterschätzen Sie den Aufwand für die Vorbereitung der regelmäßigen Sachkostendialoge nicht!

Wir werden weiter unten sehen, dass die Dialoge in einem engen Zeitraster stattfinden, und das bedeutet für den Moderator, dass er sehr gut vorbereitet sein muss.

Erfahrungsgemäß sollte der Moderator für jeden einzelnen Dialog noch einmal die gleiche Zeit (30 bis 60 Minuten pro Fachabteilung / Berichtsempfänger) für die Vorbereitung einplanen, um die Berichte zu analysieren, Auffälligkeiten zu identifizieren und ggf. die aus dem letzten Dialog offenen Punkte im Protokoll zu überprüfen. Wenn Sie mit einem externen Berater zusammenarbeiten, entfällt die Zeit der Vorbereitung.

Bei der Planung der Sachkostendialoge muss zunächst geklärt werden, mit welchen Bereichen, mit welchen Personen, wie häufig und wie lange gesprochen werden soll.

Mit welchen Bereichen?

Sie werden für jeden autark verantwortlichen Bereich einen Dialog pro Gesprächsrunde einplanen. Diese Bereiche dürften weitgehend deckungsgleich sein mit den Adressaten der Berichte, die wir in Kap. 5.1 identifiziert haben. In der Regel wird also für jede bettenführende Abteilung ein Sachkostendialog stattfinden. Zusätzlich sollten Sie mit denjenigen Bereichen einen eigenen Dialog führen, die in höherem Maße eigenverantwortlich steuern.

Hier gibt es schon einmal Überschneidungen. Zum Beispiel ist die Abteilung für Anästhesie vielleicht bettenführend für die Schmerztherapie und die Palliativmedizin, während die Patienten auf der Intensivstation zwar auch von Anästhesisten behandelt werden, aber anderen bettenführenden Fachbereichen zugeordnet sind. Weiterhin sind die Anästhesisten natürlich für die Sachkostensteuerung im OP verantwortlich. Sinnvollerweise wird es eigene Berichte für die vier genannten Bereiche geben, da z. B. den Stationsleiter der Schmerztherapie kaum interessieren wird, welche Kosten das Nahtmaterial im OP verursacht. Nun wird es aber vermutlich nicht motivationsfördernd für den Chefarzt der Anästhesie sein, wenn Sie ihn viermal monatlich zum Sachkostendialog einladen. Sprechen Sie die Planung daher im Vorfeld mit den Verantwortlichen ab. Eine Option in dem genannten Beispiel wäre, für die Anästhesie *einen* Sachkostendialog pro Gesprächsrunde einzuplanen, allerdings mehr Zeit dafür vorzusehen als für die anderen Bereiche.

Mit welchen Personen?

An allen Sachkostendialogen wird ein Kernteam teilnehmen, welches aus Vertretern der folgenden Bereiche besteht:

- Einkauf
- Apotheke
- Controlling
- Medizincontrolling
- ggf. ein Moderator
- ggf. Geschäftsführung

Wir haben bereits gesehen, dass der medizinische Bedarf von zahlreichen Mitarbeitern im Krankenhaus beeinflusst wird. Sie erinnern sich an die in Kap. 4 aufgeführten

Personenkreise (▶ Abb. 4.1)? Genau diese Ansprechpartner sollten auch regelmäßig bei den Sachkostendialogen dabei sein. Nur so ist gewährleistet, dass alle Beteiligten unmittelbar über die im Dialog erkannten Handlungsfelder und die beschlossenen Maßnahmen informiert sind. Es werden also an den einzelnen Dialogen die folgenden Personen des jeweiligen Bereichs dabei sein:

- Ärzte (1 - 2)
- Leitende Pflegekräfte (1 - 2)
- Leiter von Funktionsbereichen

Sie sehen richtig, an den Dialogen werden schon einmal zehn bis zwölf Personen teilnehmen. Das erfordert eine gute Planung und Logistik, auf die wir später eingehen werden.

Wie häufig?

Sie sollten die Sachkostendialoge wenn möglich so häufig durchführen, wie Sie die Berichte erstellen – idealerweise monatlich, mindestens quartalsweise.

> Sachkosten sind als variable Kosten kurzfristig beeinflussbar.

Wenn Sie eine Maßnahme zur Verbesserung der Mengenkomponente umsetzen, werden Sie häufig sofort, vielleicht schon im nächsten Bericht, eine Veränderung bemerken. Dadurch unterscheidet sich das Sachkosten-Controlling von anderen Disziplinen wie z. B. dem Erlös-, Personal- oder Qualitätscontrolling.

Es ist möglich, die Sachkostendialoge für die einzelnen Bereiche über mehrere Tage zu streuen. Aus organisatorischen Gründen empfehlen wir aber, einen festen Termin einzurichten – z. B. der dritte Mittwoch im Monat oder im Quartal – und an diesem Tag die Dialoge nacheinander einzuplanen. Das macht natürlich insbesondere dann Sinn, wenn Sie sich – vielleicht in einer Übergangszeit – von einem externen Berater begleiten lassen.

Wie lange?

In einem Sachkostendialog werden:

- die Teilnehmer kurz vorgestellt,
- die offenen Punkte aus der letzten Sitzung besprochen,
- die aktuellen Berichte analysiert, d. h. es werden Handlungsfelder identifiziert,
- und daraus werden konkrete Maßnahmen entwickelt, Aufgaben verteilt und protokolliert.

Die Erfahrung zeigt, dass mit einem eingespielten Team in der Regel 30 Minuten für die Abarbeitung dieser Punkte ausreichen. Bedenken Sie allerdings, dass die Teilnehmer in den ersten Gesprächsrunden erst einmal die Systematik der Berichte verstehen lernen müssen. Planen Sie entsprechend mehr Zeit ein, 45 Minuten sind in den ersten drei bis vier Dialogen sinnvoll. Wenn Sie die Sachkostendialoge mit anderen Themen verbinden, z. B. auch ausführlicher über die Leistungsentwicklung oder Qualitätsindikatoren sprechen möchten, dann planen Sie eine Stunde pro Dialog.

Werden Sie nicht müde, die Bedeutung der gemeinsamen Sachkostensteuerung zu betonen!

Machen Sie allen Beteiligten (immer wieder) klar, worum es in den Sachkostendialogen geht: die Sachkostenrentabilität durch die gemeinsame Entwicklung von Maßnahmen und Projekten zu verbessern, ohne die Versorgungsqualität für die Patienten zu reduzieren.

6.2 Gesprächskultur und Atmosphäre – mehr als ein Nebenthema

Die Sachkostendialoge sollten wertschätzend und konstruktiv ablaufen. Um dies zu erreichen, muss eine entsprechende Atmosphäre geschaffen werden. Denn neben der positiven Gesprächskultur spielen die atmosphärischen Bedingungen und das konkrete Umfeld eine ebenso wichtige Rolle. Unterschätzen Sie diesen Aspekt nicht und investieren Sie hier einige Vorbereitungen. Dazu haben wir einige Tipps und Vorschläge, die sich in langjähriger Praxis bewährt haben. Das heißt nicht, dass Sie alle Ideen 1:1 umsetzen und kopieren sollen. Suchen Sie sich einfach die Anregungen heraus, die am besten in Ihr Haus und Ihre Räumlichkeiten passen und sammeln Sie Ihre eigenen Erfahrungen.

6.3 Der Raum für die Gespräche

Im Rahmen der Sachkostendialoge werden regelmäßig mehrere Menschen aus unterschiedlichen Fachbereichen eines Krankenhauses zusammenkommen. Der interdisziplinäre und interprofessionelle Ansatz ist bewusst gewählt. Wir hatten bei der Planung der Sachkostendialoge bereits zusammengezählt, dass durchaus zehn bis zwölf Personen teilnehmen können. Sie sollten daher einen ausreichend großen Raum wählen. Sie müssen auch damit rechnen, dass weitere Experten aus dem Haus zu spezifischen Themen hinzu gebeten werden müssen. Uns fallen hier das Patientenmanagement und ambulante Abrechnung ein oder – bei gewissen Maßnahmen – die Medizintechnik oder auch die IT.

Wählen Sie also bitte sorgfältig einen entsprechenden Raum aus, der zudem für Ärzte und Pflegekräfte gut und trocken erreichbar ist. Warum betonen wir in diesem Kontext die Ärzte und Pflegekräfte besonders? Ganz einfach. Das Kernteam ist an jedem Sachkostendialog beteiligt und verbleibt in dem Raum, zumindest wenn Sie die Dialoge, wie oben empfohlen, nacheinander an einem festen Termin führen. Aber die jeweiligen Ärzte und Pflegekräfte müssen immer einen Hin- und Rückweg zu dem Besprechungsraum absolvieren. Abhängig von der Anzahl Fachabteilungen und der Besprechungszeit werden Ärzte und Pflegekräfte aus den vielen verschiedenen Abteilungen häufig zwischen Klinik und Besprechungsraum verkehren müssen. Damit gerade diese Teilnehmer nicht abgehetzt oder durch einen unbedachten Weg im Regen durchnässt in den Besprechungsraum kommen, sollte dieser zentral entweder im Bettenhaus, der Cafeteria oder im Funktionstrakt angesiedelt sein. Es macht auch wenig Sinn, sich im OP zu treffen. Das Be- und Entkleiden kostet einfach zu viel Zeit.

Die Ausstattung des Raumes sollte einladend und funktional sein: Neben einem ausreichend großen Tisch mit ausreichend Sitzmöglichkeiten muss auch ein Beamer mit Leinwand oder Großbildschirm vorhanden sein. Dieser Beamer sollte an alte und neue Laptops anschließbar sein (also bitte mindestens einen VGA-Adapter im Raum bereithalten). Es wäre natürlich ideal, wenn Sie auch einen starken WLAN-Empfang hätten. Damit könnten Sie auf web-basierte externe Instrumente, z. B. den InEK-Report-Browser, ebenso zugreifen, wie kurz bei gängigen Suchmaschinen das Bild eines unklar bezeichneten Artikels aufzurufen.

Verbarrikadieren Sie sich nicht hinter einem Laptop!

Häufig neigen gerade Berater dazu, den aufgeschlagenen Laptop vor sich auf den Tisch zu stellen. Dadurch wird nicht nur eine physische Barriere aufgebaut. Die auf dem Bildschirm vorhandenen Informationen sind dadurch auch nicht für alle Teilnehmer einsehbar. Das kann die Vertrauensbildung zwischen den Teilnehmern behindern und eine konstruktive Gesprächsatmosphäre verhindern. Sprechen Sie also bitte nicht mit dem Bildschirm ihres Laptops, sondern schauen Sie Ihren Gesprächspartnern in die Augen.

Bei so einer großen Ansammlung von Menschen mit Laptops und einem eingeschalteten Beamer sind auch Fenster, die man zum Stoßlüften öffnen kann, ein Wohlfühlfaktor. Wenn eine Klimaanlage existiert, ist das natürlich von Vorteil.

Statten Sie den Raum mit Getränken und ausreichend Gläsern bzw. Tassen aus. Im Laufe des Tages werden gut und gerne 30 - 35 Gläser benutzt. Als Getränk bieten sich Kaffee und Wasser an, aber da sind Ihrer Fantasie keine Grenzen gesetzt. Aber stellen Sie die Flaschen, Gläser, Kaffeekannen und Zucker/Milch nicht auf den Besprechungstisch, sondern auf eine separate Anrichte. Es passiert nämlich häufig, dass eine Wand aus Flaschen in der Tischmitte entsteht, so dass sich die Teilnehmer nicht barrierefrei betrachten oder an einem Dokument gemeinsam arbeiten können.

Auch die Anordnung der Tische ist relevant. Eine U-Form oder eine T-Form fördern eine Distanz, die Sie ja nicht beabsichtigen. Stellen Sie darum die Tische zu einem Rechteck oder Kreis zusammen. Vorbild hierbei ist die gesellige Tafel zu Hause, wo man sich zum Gespräch zusammenfindet. Auch Hörsäle eignen sich nicht für ein solches konstruktives Zusammensein.

6.4 Charakter von Einladung und Informationen

Sie sollten die Sachkostendialoge ausreichend früh ankündigen und auch den Besprechungsraum benennen. Sollte kurzfristig ein Ortswechsel notwendig werden, dann ändern Sie bitte nicht nur die Kalendereinträge und begnügen Sie sich auch nicht mit einer allgemeinen E-Mail. Hängen Sie bitte unbedingt auch einen Hinweis außen an die Tür des ursprünglichen vorgesehenen Gesprächsraums mit dem Hinweis auf die Verlegung und einer Beschreibung des Weges zu dem neuen Besprechungsraum. Warum? Stellen Sie sich vor, ein Chefarzt stürmt aus dem OP, um pünktlich den gemeinsamen Termin einzuhalten. Da wird er keine Zeit finden, vorab in seinen Terminkalender zu schauen, ob sich die Räumlichkeit verändert hat. Steht er dann pünktlich vor einer im schlimmsten Fall abgesperrten Tür, wird das nicht unbedingt zu seiner Begeisterung beitragen. Zudem er auch nicht erfährt, wo nun die Besprechung stattfindet.

Behandeln Sie jeden Teilnehmer wie einen Ehrengast.

6.5 Konstruktive Moderation und effektive Ergebnissicherung

Eigentlich sollte es selbstverständlich sein, aber wir weisen vorsichtshalber noch einmal darauf hin: Beginnen Sie mit einer kurzen Vorstellungsrunde! Sie können nicht davon ausgehen, dass alle Anwesende sich gegenseitig kennen. Selbst die Pflegekraft, die bereits seit 16 Jahren im Hause angestellt ist, wird nicht alle Mitarbeiter der zentralen Dienste kennen. Daher sollten Sie die kurze Zeit einplanen, in der sich jede/r mit Name, Funktion und Tätigkeitsschwerpunkt in den Sachkostendialogen vorstellt.

Um ein effektives und effizientes Arbeiten zu ermöglichen sollten Sie die zu besprechenden Themen im Vorfeld ankündigen. Wie und in welcher Form Sie diese Information herausgeben, überlassen wir komplett Ihnen. Am einfachsten ist es, zum Ende der Sitzung den Blick auf das nächste Treffen zu lenken, Ort, Zeitpunkt sowie die Themen zu definieren. Diese Informationen sind dann nicht nur allen bekannt, sondern Sie schaffen damit zusätzlich die Basis, damit alle sich im Vorfeld hinreichend mit den vorgeschlagenen Themen beschäftigen können.

Es ist sinnvoll, die wichtigsten Punkte einer Besprechung schriftlich zusammenzufassen. Auch hier sind wieder viele Varianten der Protokollierung denkbar. Ein Wortprotokoll ist zu aufwendig und wird selten gelesen. Bewährt hat sich eine Maßnahmenliste, in welcher zumindest Zeit-, Personen- und Sachziele enthalten sind (»Wer macht was bis wann«). Dies kann z. B. in Form einer einfachen Excel-Liste erfolgen, wie in Tabelle 6.1 beispielhaft dargestellt (► Tab 6.1).

Es hat sich bewährt, das Protokoll bereits während des Dialogs zu verfassen bzw. die offenen Punkte zu aktualisieren. Der Moderator wird dies nicht parallel zur Gesprächsführung schaffen, also benötigen Sie hierfür eine weitere Person. Das Protokollieren in »Echtzeit« hat entscheidende Vorteile:

- Kein Punkt gerät in Vergessenheit,
- Sie sparen sich die Zeit, die Sie für das spätere Erstellen des Protokolls bräuchten,
- und am wichtigsten: Sie können das Protokoll ganz am Ende des Dialogs für alle sichtbar auf Leinwand/Großbildschirm projizieren, womit Sie automatisch einen Konsens über die beschlossenen Maßnahmen, Zuständigkeiten und Fristen herstellen.

Benennen Sie Verantwortlichkeiten immer personen- und nicht institutionenbezogen. Denn wenn die Bearbeitung pauschal durch »das Controlling« oder »den Einkauf« erfolgen soll, kann das teilweise eine sehr große und heterogene Personengruppe umfassen. Das führt meistens schnell dazu, dass sich letztendlich kein Mitarbeiter verantwortlich fühlt. Schließlich haben alle Mitarbeiter eines Krankenhauses bereits genug anderes zu tun.

> Vergeben Sie Verantwortlichkeiten immer an eine Person und benennen Sie diese eindeutig.

Tab. 6.1: Kurzprotokoll eines Sachkostendialogs

Lfd. Nr.	Fachabteilung	Datum	Wer	Thema / Ziel	Was	Bis wann	Status	Hinweis
373	Allgemeinchirurgie	19.09.2019	Frau Maier, Controlling	Rentabilitätsanalyse Appendektomie	Analyse: in welche DRGs mündet die Prozedur Appendektomie	30.09.2019	Erledigt	siehe Intranet
374	Allgemeinchirurgie	19.09.2019	Frau Prof. Klein	Produktstraffung Herniennetze	Teststellung durch Fa. Abc planen	31.10.2019	Offen	
375	Allgemeinchirurgie	19.09.2019	Frau Dr. Groß	Standardisierung Thromboseprophylaxe bei manifester und anamnestischer HIT II	Standard entwerfen	30.11.2019	Offen	GCH, KAR, NEU einbeziehen
376	Allgemeinchirurgie	19.09.2019	Herr Schmidt, Einkauf	Refinanzierungsquote modulare Endoprothese	Prüfung Vertragslaufzeit, wann ist neue Preisverhandlung möglich?	30.09.2019	Offen	Stand 27.09.2019: Konkurr. Angebot liegt vor

6.6 Zusammenfassung: Ablauf der Sachkostendialoge

Die angegebenen Zeiten sind natürlich nur ungefähre Angaben. Sie beziehen sich auf eine Gesprächsdauer von 30 Minuten.

- Sie beginnen mit einer kurzen Vorstellungsrunde, in der sich insbesondere erstmalige Teilnehmer bekannt machen (1–2 min).
- Anschließend sollten Sie unbedingt das Protokoll der letzten Gesprächsrunde durchgehen und den Umsetzungsstand der besprochenen Maßnahmen festzuhalten. Dieser Schritt dient nicht vorrangig der Kontrolle und Überprüfung der Mitarbeiter, sondern soll insbesondere denjenigen Personen, die seit dem letzten Treffen aktiv waren, die Möglichkeit geben, ihre Erfolge zu formulieren (5–10 min).
- Es werden neue Handlungsfelder benannt. Dies können Themen sein, die der Moderator bei der Vorbereitung des Dialogs anhand der Sachkostenberichte herausgearbeitet hat (siehe oben). Sie sollten aber selbstverständlich auch Punkte aufgreifen, die von den anderen Teilnehmern genannt werden. Es bietet sich an, bereits bei der Einladung zum Sachkostendialog um Themenvorschläge zu bitten. So fühlen sich alle Teilnehmer mit ihren Ideen berücksichtigt (2–5 min).
- Nun kommen wir zum Kern des Sachkostendialogs: Die im vorherigen Punkt genannten Themen werden nun abgearbeitet, insbesondere müssen konkrete Maßnahmen abgeleitet werden. Diese werden formuliert, protokolliert, und es werden personenbezogen Zuständigkeiten und Fristen festgelegt (15–20 min).
- Am Ende des Sachkostendialogs wird das Protokoll von allen Teilnehmern durchgelesen. Damit schaffen Sie den Konsens, dass die beschlossenen Maßnahmen sinnvoll sind, korrekt formuliert wurden und die zuständigen Personen informiert sind (2–5 min).

7 Wie messen wir den Erfolg? – Kennzahlen und Budgetierung

Wir haben bereits gezeigt, dass Sachkosten-Controlling nur im interprofessionellen Zusammenwirken aller Beteiligten realisierbar ist. Sachkosten-Controlling ist ein langfristiges Projekt, das kontinuierlich weiterentwickelt werden kann und sollte. Insofern braucht es einen langen Atem aller Beteiligten. Wie nun können wir die Motivation aller Beteiligten dauerhaft aufrechterhalten? Zunächst einmal entscheidend wichtig ist das Aufsetzen als Change-Management-Projekt, das von der obersten Leitung getragen und möglichst in den Unternehmenszielen verankert wird (Weiß und Leonhardt 2017, ▸ Kap. 13). Zum anderen müssen wir zeigen, ob und wie erfolgreich das Marathon-Projekt läuft und deshalb permanent dessen Erfolg messen.

7.1 Einrichtungsebene

Der Erfolg einer Kapitalgesellschaft (und die meisten Krankenhäuser sind als solche verfasst) wird auf der Ebene des Konzerns und der einzelnen Einrichtung im Jahresabschluss sowie den Monats- respektive Quartalsabschlüssen dargestellt. Dort wird den externen Adressaten wie Trägergremien und Banken Auskunft über die erzielten Ergebnisse gegeben sowie über die Prognose des weiteren Geschäftsverlaufs informiert.

Die Chefärzte werden der aktuellen Krankenhaus-Controlling-Studie zufolge zu rund 40 % gar nicht oder nur einmal im Vierteljahr über die Ergebnisse der Gewinn- und Verlustrechnung (GuV) unterrichtet. Da diese Berichte die wichtigsten Leistungs- und Kostenentwicklungen enthalten, wäre es sicher sinnvoll, den internen Verteiler zu erweitern.

Berichtsinhalt auf der Einrichtungsebene sind unter anderem die Ergebnisse der Kontengruppe 66. Diese werden in der GuV oder Ertragslage als EBITDA[6]-Schema üblicherweise in Relation zum Umsatz sowie im Vergleich zum Planwert des Wirtschaftsplans ausgewiesen. Grundsätzlich ist eine solche Darstellung bereits als Messinstrument für den Erfolg unseres Projekts geeignet. Allerdings messen wir hier

6 **E**arnings **B**efore **I**nterest, **T**ax, **D**epreciation, **A**mortization, das ist der Gewinn vor Zinsen, Steuern und Abschreibungen.

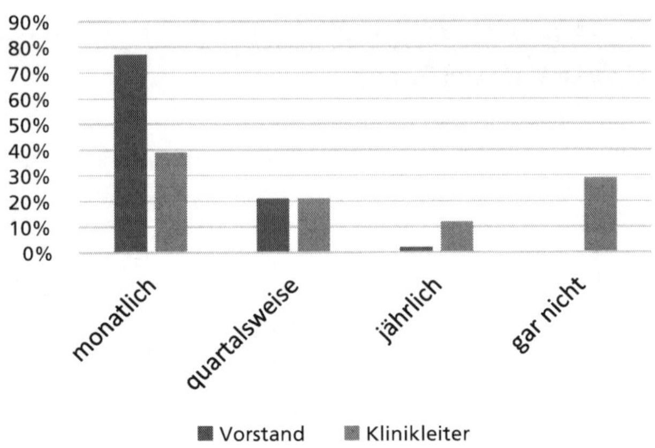

Abb. 7.1: Adressaten der Gewinn- und Verlustrechnung (GuV) in deutschen Krankenhäusern

den kompletten Inhalt der Kontengruppe 66, den wir zum einen oben aus guten Gründen u. a. um den Wareneinsatz für Dritte bereinigt haben (▸ Kap. 2.3). Zum anderen beschreibt das Ergebnis auf der Einrichtungsebene zwar den Gesamterfolg, nicht aber den für unsere Adressaten im Zweifel wichtigeren (und motivierenden) Erfolg der eigenen Bemühungen, weil dieser eher auf der Abteilungs- oder Klinikebene ablesbar ist.

Zunächst zum Thema Bereinigung. Zur Beurteilung der Wirtschaftlichkeit im Längsvergleich, also im zeitlichen Verlauf, bietet sich vor allem die Relation zwischen Leistung (Umsatz) und dem gemessenen Aufwand an. Der Wareneinsatz der Lieferapotheke ist unabhängig von der Behandlungsleistung und deshalb herauszurechnen. Der ebenfalls in der Kontengruppe gebuchte Einsatz von Fremdpersonal wirkt zwar auf die Behandlungsleistung, allerdings als Surrogat für Personalaufwand und wäre für eine Wirtschaftlichkeitsbetrachtung hinsichtlich des insgesamt eingesetzten Personals dorthin umzugliedern. Für die hier gewünschte Perspektive ist das Ergebnis der Kontengruppe 66 deshalb um das Fremdpersonal zu reduzieren. Die Bereinigung um den Wareneinsatz und das Fremdpersonal ergibt den fallvariabel für die stationären und ambulanten Behandlungsleistungen eingesetzten medizinischen Bedarf (nicht zu verwechseln mit dem oben beschriebenen BMES, ▸ Kap. 9.1) und kann sinnvoll zu den Umsatzerlösen oder dem Case Mix als wichtigstem Leistungsäquivalent in Relation gesetzt werden. Bei stabiler ambulanter Leistung und einem ebenfalls unverändertem Zusatzentgelt-Volumen eine brauchbare Kennzahl. Für empfindlichere Naturen passen die kompletten Umsatzerlöse besser – allerdings ist der daraus entstehende Quotient weniger eingängig und bedeutet ggf. zusätzliche Abgrenzungsarbeit.

7.2 Abteilungsebene

Der Erfolg der Abteilung kann in speziellen Kennzahlen oder im Rahmen einer Bereichsergebnisrechnung aufgezeigt werden.

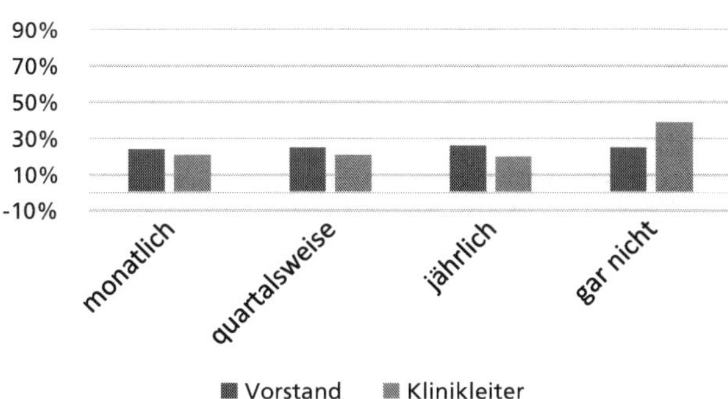

Abb. 7.2: Adressaten der Bereichsergebnisrechnung in deutschen Krankenhäusern

Wie schon erwähnt, erhalten nur rund 40 % der Klinikleiter monatlich oder quartalsweise eine Übersicht zum Ergebnisbeitrag der eigenen Abteilung. Da aber auch die Vorstände oder Geschäftsführer der Einrichtungen nicht wesentlich häufiger bedacht werden, ist davon auszugehen, dass Bereichsergebnisrechnungen in den deutschen Krankenhäusern bei weitem noch nicht flächendeckend eingesetzt werden.

Die Wirtschaftlichkeitsentwicklung hinsichtlich des medizinischen Bedarfs (wie oben für die Einrichtungsebene aufgezeigt) lässt sich über den Kostenstellenbezug recht einfach auf die Abteilungsebene herunterbrechen und im Längsvergleich bewerten. Das Verhältnis von Umsatz und Kosten des medizinischen Bedarfs ist vom Leistungsspektrum abhängig. Eine Entwicklung des Behandlungsspektrums hinsichtlich sachkostenträchtiger Patientenbehandlungen (z. B. eine zunehmende Versorgung mit Defibrillatoren oder Endoprothetik) kann Verschiebungen in den Relationen zur Folge haben und ist bei der Beurteilung der erzeugten Datenreihe angemessen zu berücksichtigen.

Da die Erlöse aus Krankenhausleistungen und die darin enthaltenen Erlöse aus DRG-Fallpauschalen den weitaus größten Anteil der Umsatzerlöse in den Allgemeinkrankenhäusern ausmachen, ist auch die Bildung einer Kennzahl aus Case Mix und Kosten des medizinischen Bedarfs brauchbar. Hierbei ist zu berücksichtigen, dass mit dieser Kennzahl die Wirtschaftlichkeit der ambulanten Leistungsbereiche nicht beurteilt werden kann, da hier kein Case Mix als Leistungsäquivalent zur Verfügung steht. Aber auch für die Ambulanzen und andere nicht-bettenführende Bereiche im Krankenhaus lassen sich sinnvolle Effizienzkennzahlen definieren, mit denen der Aufwand für den medizinischen Bedarf in das Verhältnis zur Leistung gesetzt werden (► Kap. 5.7).

Die Kennzahl »Kosten des medizinischen Bedarfs/Case Mix« ist insbesondere zur Beurteilung der Effizienz auf der Ebene der Krankenhausabteilung gut nutzbar. Sie ist für den Adressaten nachvollziehbar und aus den üblichen IT-Systemen leicht zu ermitteln, auch retrospektiv. Es bietet sich daher an, die Kennzahl engmaschig, bestenfalls monatlich, im Rahmen der Sachkostenberichte zu zeigen.

Wenn Sie in den Sachkostenberichten das Konzept des »Bereinigten medizinischen Sachbedarfs« (BMES, ► Kap. 2.3) anwenden, so sollten Sie auch die Effizienzkennzahl entsprechend definieren. Zeigen Sie also »Kosten des BMES / Case Mix«. Ansonsten müssen Sie den Adressaten vermitteln, warum z. B. Kosten für externe Konsiliarleistungen und Honorarpersonal zwar im Berichtswesen, nicht aber in der – ggf. zielvereinbarungsrelevanten – Kennzahl ausgegliedert werden.

Allerdings ist die Kennzahl als Steuerungsgröße im Quervergleich von Fachabteilungen nur mit einem identischen Leistungsspektrum geeignet, weil der Case Mix aus den Relativgewichten der einzelnen behandlungsspezifischen DRG-Fallpauschalen ermittelt wird und diese bei der Kalkulation hinsichtlich des Anteils von Personal- und Sachkostenanteilen starke Differenzen aufweisen.

Verwenden Sie die Kennzahl »Kosten des medizinischen Bedarfs/Case Mix« nicht unreflektiert für ein internes oder externes Benchmarking!

Bezogen auf eine einzelne Abteilung ist die Nutzung im Längsvergleich (also über die betrachteten Perioden) sinnvoll, solange sich das Abteilungsspektrum nicht grob ändert. Die Interpretation der Kennzahl sollte also immer mit dem Wissen um die medizinische Leistungsentwicklung in den betrachteten Zeiträumen verbunden sein. Dies berücksichtigend ist die Kennzahl sehr gut geeignet, um aus den historischen Werten einen Zielwert für einzelne Bereiche zu entwickeln.

7.3 Nutzung der InEK-Kostenmatrix zur Berechnung von zielkostenbasierten Kennzahlen

Eine noch feinere Effizienzanalyse ermöglicht die Messung der Relation zwischen den entstandenen Materialkosten und den dafür in der InEK-Kostenmatrix berücksichtigten Kostenanteilen bzw. daraus entwickelten Zielkosten. Insbesondere werden mit dieser Methode die geschilderten Probleme hinsichtlich aussagefähiger Quervergleiche verringert.

Stoeff & Wagner (2015) beschreiben eine Vorgehensweise, die dem Grunde nach sowohl retrospektiv die Beurteilung der Wirtschaftlichkeit des Ressourceneinsatzes ermöglicht als auch prospektiv den Aufbau leistungsabhängiger Budgets zulässt.

Im ersten Schritt werden die zulässigen Zielkosten[7] aus den in der Organisationseinheit (Krankenhaus, Fachabteilung oder Station) erbrachten Leistungen abgeleitet. Dazu müssen die in der Periode erbrachten DRG-Fallpauschalen bekannt sein. Der relevante Kostenanteil wird aus den DRG-Kostenmatrizen isoliert (z. B. Kosten der Arzneimittel auf der peripheren Station, d. h. Kostenstellengruppe 1 und Kostenartengruppe 4a und 4b) und mittels des passenden Basisfallwertes auf Erlösniveau umgerechnet (▸ Kap. 3.5). Um daraus Zielkosten errechnen zu können, muss die Zielrendite bekannt sein. Diese könnte gleich der angepeilten EBITDA[8]-Marge des Krankenhauses sein. Bei beispielsweise 7 % Marge lägen dann die Zielkosten bei 93 % des bestimmten Erlösanteils. In Kap. 11.3 werden wir ausführlich an mehreren Beispielen die Herleitung von Zielkosten für den medizinischen Bedarf erläutern (▸ Kap. 11.3).

Im zweiten Schritt müssen den ermittelten Zielkosten die dazu passenden Ist-Kosten gegenübergestellt werden. Für die Betrachtung auf der Krankenhausebene müssen die relevanten Kostenarten um die auf ambulante Patienten entfallenden Kosten reduziert werden. Über eine entsprechende Kostenstellenrechnung werden diese Kosten zu ermitteln sein. Etwas aufwendiger ist die Ermittlung der relevanten Ist-Kosten für die Fachabteilungs- und Stationsebene. Der Sachbedarf wird in der Regel über IT-Systeme für eine Station oder einen Funktionsbereich, z. B. den OP, angefordert. Da eine Erfassung mit der Ausgabe an den Patienten üblicherweise nicht erfolgt, entstehen die Kosten mit der Lieferung an die Station. Um eine möglichst wirtschaftliche Auslastung realisieren zu können, werden die Stationen häufig abteilungsübergreifend belegt. Die Lagervorräte werden in der Regel nicht getrennt. Also müssen die Ist-Kosten der Station über eine geeignete Bezugsgröße (z. B. Belegungstage) je Patient verteilt werden, um die Kosten auf die Abteilungen verteilen zu können.

Mit dem Quotienten aus Ist-Kosten und Zielkosten erhalten wir eine Kennzahl, die bis zu einem Ergebnis von »1« einen wirtschaftlichen Ressourcenverbrauch anzeigt.

Die Bemühungen der Organisationseinheiten, die demgemäß unwirtschaftliche Ergebnisse haben, wären zu unterstützen. Positive Ergebnisse eröffnen einen vermeintlichen Spielraum für zusätzliche Aufwendungen, dessen Nutzung zu relativ schlechteren Ergebnissen führen könnte. Insbesondere dann, wenn auf der anderen Seite die hier nicht gezeigten Ergebnisse der anderen Kostenarten eher negativ sind und durch einen wirtschaftlichen Einsatz des Sachbedarfs kompensiert werden. Insofern sollte das beschriebene Konzept des Sachkosten-Controllings in eine umfassende abteilungsbezogene Bereichsergebnisrechnung eingebettet werden. Eine solch umfassende Steuerung im Sinne eines Center-Konzepts erlaubt beispielsweise das Leverkusener Modell der Abteilungsgerechten Ergebnisrechnung (Schepers und Weiß 2014). Die Ergebnisse der Abteilungen sollten auf der Einrichtungsebene

7 Target Costing (jap. Genka Kikaku) ist eine Managementtechnik, mit der die Frage beantwortet werden soll, was ein Produkt kosten darf (Hiller 2014)

8 Earnings before interests, taxes, depreciation and amortisation (Ergebnis vor Zinsen, Steuern, und Abschreibungen auf Sachanlagen und immaterielle Vermögensgegenstände)

zentral überwacht werden, um unerwünschte Entwicklungen frühzeitig erkennen zu können.

7.4 Leistungsvariable Budgetierung

Sowohl der Case-Mix-Bezug als auch die Entwicklung der Ziele aus den Matrixwerten der InEK-Kostenmatrizes können als Grundlage für eine Budgetierung des medizinischen Bedarfs genutzt werden. Die Budgetierung ist eine Methode zur Planung und Steuerung von Wertgrößen. Die Vorgaben sind in der Budgetierungsperiode von den Verantwortlichen einzuhalten. Solche Vorgaben können sich beispielsweise auf den verbrauchten Medizinischen Bedarf pro Jahr beziehen. Sinnvollerweise sollte für die Budgetierung einer fallvariablen Kostenart ein Leistungsbezug hergestellt werden, da ansonsten die erzielte Wirtschaftlichkeit nicht erkennbar wird (Zapp und Oswald 2009). Der gewünschte Leistungsbezug wird über die Relation zum Case Mix hergestellt. Durch die Budgetierung soll die Motivation der Verantwortlichen gestärkt werden. Dafür ist es notwendig, diese in einen transparenten Budgetierungsprozess einzubeziehen.

Budgetziele müssen zwischen Krankenhausleitung und Abteilungsleitern einvernehmlich festgelegt werden.

Sie können auch Teil einer bonifizierten Zielvereinbarung sein. Um die Zielerreichung abzusichern und unterjährige Steuerungsmaßnahmen zu ermöglichen, muss über den Grad der erreichten Zielerreichung regelmäßig berichtet werden. Es empfiehlt sich der Aufbau eines aussagefähigen Berichtswesens in kürzeren, möglichst monatlichen Abständen. Tabelle 7.1 zeigt das Muster für einen leistungsbezogenen Budgetbericht (► Tab. 7.1).

Ausgehend vom geplanten Leistungsvolumen in Case-Mix-Punkten (CMP) werden über die je CMP vereinbarten Plankosten die Plankosten der Periode für jede Abteilung entwickelt. Im laufenden Jahr werden die bis zur Berichtsperiode je CMP gemessenen Ist-Kosten (»Ist-Kosten bis 09/19 je CMP«) mit der Case-Mix-Prognose multipliziert. Das Produkt ist die Kostenprognose je Abteilung (»HR-Kosten 2019«). Dieser Wert wird mit den Soll-Kosten der Periode verglichen, die sich aus dem Produkt der Case-Mix-Prognose (»HR-CM 2019«) mit den je CMP vereinbarten Plankosten ergibt. In der letzten Spalte wird mit einem Pfeil gezeigt, ob die Prognose-Kosten unter den Soll-Kosten liegen (Pfeil nach oben) oder umgekehrt (Pfeil nach unten).

Diese Darstellung lässt sich sowohl für den medizinischen Bedarf im engeren Sinne (BMES) als auch für jedwede Sekundärleistung anwenden.

Tab. 7.1: Leistungsbezogener Budgetbericht

Fach-abteilung	**Plan-CM 2019**	**Plan-Kosten 2019 je CMP**	**Plan-Kosten 2019**	**HR-CM 09/19**	**Ist-Kosten bis 09/19 je CMP**	**HR-Kosten 2019**	**Soll-Kosten 2019**	**Differenz Soll zu HR**
FA1	2.870	89,95	258.165	2.779	57,11	158.705	249.979	↑91.274
FA2	6.600	457,29	3.018.083	6.600	362,18	2.390.406	3.018.083	↑627.677
FA3	2.200	586,44	1.290.179	2.143	729,47	1.563.249	1.256.751	↓−306.498
FA4	2.010	343,47	690.383	2.037	394,09	802.760	699.657	↓−303.103
FA5	4.100	52,64	215.817	4.096	65,23	267.164	215.607	↓−51.557
FA6	4.650	269,78	1.254.460	4.748	279,54	1.327.238	1.280.898	↓−46.340
FA7	3.750	287,28	1.077.282	3.793	257,82	977.923	1.089.635	↑111.712
FA8	2.000	277,50	554.992	1.753	344,00	603.040	486.451	↓−116.589
FA9	2.630	173,35	455.918	2.522	155,04	391.002	437.196	↑46.194
FA10	3.500	195,95	685.822	3.347	213,99	716.218	655.842	↓−60.376
FA11	2.970	153,23	455.107	2.861	158,17	452.529	438.404	↓−14.125
Summe	**37.280**	**613,77**	**22.881.225**	**36.679**	**263,10**	**9.650.235**	**9.828.504**	**↑178.269**

Plan-Kosten: Plan-CM x Plan-Kosten je CM-Punkt
HR-Kosten: HR-CM x Ist-Kosten je CM-Punkt
Soll-Kosten: HR-CM x Plan-Kosten je CM-Punkt

II Die vier Schritte der Sachkostensteuerung

8 Einführung in das Vier-Schritte-Konzept

Im ersten Teil dieses Buches wurden die theoretischen Grundlagen für das Sachkosten-Controlling im Krankenhaus gelegt. Insbesondere haben wir uns genau angesehen, wie Sachkosten definiert sind, wie sie refinanziert werden und welche Instrumente benötigt werden, um mit dem Steuern zu beginnen. Wir benötigen gut gepflegte Daten aus verschiedenen IT-Systemen und eine Vorstellung, wie ein strukturierter Sachkostenbericht aufgebaut sein sollte. Wir haben uns darüber Gedanken gemacht, wer zu den Adressaten unserer Berichte zählen sollte und festgestellt, dass dieser Personenkreis recht groß ist: Viele Mitarbeiter im Krankenhaus treffen immer wieder Entscheidungen, die den Sachmitteleinsatz beeinflussen.

Und mit diesen Personen müssen wir regelmäßig das Gespräch suchen, um für das Thema zu motivieren, Kostentransparenz herzustellen und um gemeinsam sinnvolle Ziele und Maßnahmen zu entwickeln. Wir können nicht oft genug betonen, wie wichtig der regelmäßige Austausch mit den verschiedenen Berufsgruppen ist.

Schließlich haben wir Kennzahlen und betriebswirtschaftliche Methoden betrachtet, mit denen der wirtschaftliche Erfolg der Sachkostensteuerung kontinuierlich gemessen werden kann und mit denen dynamische Budgets entwickelt werden können.

Wir erkennen, dass die Einführung eines erfolgreichen Sachkosten-Controllings ein komplexes und anspruchsvolles Projekt ist, in das zudem zahlreiche Führungskräfte und Mitarbeiter eingebunden werden. Daraus ergibt sich in vielen Krankenhäusern eine hohe Hemmschwelle für die Entscheidung zur Umsetzung. Es wird vermutlich nicht gelingen, mit einem Schlag ein perfektes Sachkosten-Controlling inklusive differenziertem Berichtswesen, Rentabilitätsbetrachtungen, Kennzahlen, Prozess-Steuerung, Regelkommunikation usw. auf die Beine zu stellen. Es stellt sich also die Frage, wie wir planvoll und schrittweise vorgehen können.

In diesem zweiten Buchteil werden wir genau an diesem Punkt ansetzen und vier Schritte beschreiben, mit denen eine erfolgreiche Sachkostensteuerung umgesetzt wird.

1. Schritt – Aufwandsteuerung
   Der *erste Schritt* beschreibt die *Aufwandssteuerung*. Wir orientieren uns hier primär an den Zahlen aus der Finanzbuchhaltung, das heißt wir betrachten die auf unterschiedliche Kostenstellen gebuchten Kostenarten. Zusätzlich setzen wir die Kosten ins Verhältnis zur Leistung des jeweiligen Bereichs. Durch diesen ersten Schritt machen wir die Kosten transparent und ermöglichen eine erste Effizienzanalyse, allerdings nur auf der Ebene der Kostenarten gemäß Krankenhausbuchführungsverordnung. Diese Kostenarten sind für den Anwender zum Teil sehr abstrakt (► Kap. 9).

2. Schritt – Verbrauchssteuerung
   Aus diesem Grund werden wir uns im *zweiten Schritt* darum kümmern, den Aufwand auf einzelne Warengruppen und Artikel zu beziehen. Damit werden die Zahlen für Mediziner und Pflegekräfte greifbarer und es wird deutlich, wie sich der Verbrauch von medizinischem Sachbedarf in Bezug auf einzelne Warengruppen und Artikel, mit deren Bezeichnungen die Anwender etwas anfangen können, entwickelt. Wir sprechen daher von *Verbrauchssteuerung*. Für diese Form der Darstellung reichen die Daten aus der Finanzbuchhaltung allein nicht aus. Vielmehr benötigen wir die im Materialwirtschafts-System und die in der Apotheke hinterlegten Warengruppen- und Artikelbezeichnungen mit den dort hinterlegten Preisen (▸ Kap. 10).
   Mit den ersten beiden Schritten erreichen wir ein hohes Maß an Transparenz bezüglich des Wareneinsatzes und des Aufwands für medizinischen Bedarf auf verschiedenen Detaillierungsebenen, von der Kostenart bis hin zum einzelnen Artikel. Wir haben aber noch keine Informationen darüber, ob der gemessene Aufwand für den medizinischen Bedarf auch refinanziert wird.
3. Schritt – Rentabilitätsverbesserung
   Bei dem *dritten Schritt* geht es um *Rentabilitätsverbesserung*. Hier werden Kosten in das Verhältnis zu den Erlösen gesetzt, die für die stationären Behandlungsfälle erwirtschaftet werden. Wir analysieren auf dieser Ebene also, wie wirtschaftlich der Sachmittelverbrauch ist. Und wir tun dies nicht nur auf der Ebene einer Fachabteilung bzw. Kostenstelle, sondern betrachten medizinisch ähnliche Behandlungsfälle bzw. Fallpauschalen. Ein zentrales Instrument für diese Berechnungen ist der vom InEK zur Verfügung gestellte so genannte Report-Browser, dem für die verschiedenen Fallpauschalen die Kostenanteile für den medizinischen Bedarf entnommen werden können. Spätestens jetzt sprechen wir weniger über bloße Kosten, aber dafür mehr über Medizin. Daher ist es folgerichtig, im nächsten Schritt medizinische Prozesse in den Blick zu nehmen (▸ Kap. 11).
4. Schritt –Prozessoptimierung
   Das tun wir mit dem *vierten Schritt*, der *Prozessoptimierung*, mit der wir ausgehend von der Sachbedarfsrentabilität unsere Kernprozesse überprüfen und verbessern. Wir nutzen bei diesem Schritt neben den bekannten Kostendaten auch patientenbezogene Leistungs- und Prozessdaten. Diese umfassen z. B. den standardisierten Datensatz nach § 21 Krankenhausentgeltgesetz (KHEntgG), der in jedem Krankenhaus zur Verfügung steht, und weitere routinemäßig erhobene Daten wie z. B. Schnitt-Naht-Zeiten im OP. Die Herausforderung bei diesem letzten Schritt ist es, alle Beteiligten mit ins Boot zu holen, auf Augenhöhe zu diskutieren und die Bereitschaft bei den Verantwortlichen zu stärken, wirklich etwas an den Abläufen ändern zu wollen. Wir werden erkennen, dass Wirtschaftlichkeit und gute medizinische Versorgungsqualität keine Gegensätze darstellen. Vielmehr wird es unser Ziel sein, durch die Vereinheitlichung der klinischen Prozesse auf der Basis von medizinischen Standards beides unter einen Hut zu bringen (▸ Kap. 12).

Die Tabelle 8.1 fasst die vier Schritte in Bezug auf die Steuerungsziele zusammen (▸ Tab. 8.1).

Tab. 8.1: Übersicht 4-Schritte-Konzept

Steuerungsziel:	Aufwands-steuerung	Verbrauchs-steuerung	Rentabilitäts-orientierte Steuerung	Steuerung medizinischer Prozesse
Datenbasis	Finanzbuchhaltung	Finanzbuchhaltung Materialwirtschaft	Finanzbuchhaltung Materialwirtschaft Datensatz n. § 21 KhEntgG	Finanzbuchhaltung Materialwirtschaft Erlöskomponenten Prozessparameter
Steuerungsfokus	Kostenarten	Artikel/Warengruppen	Refinanzierung	Gesamter Prozess
Messbare Parameter	Aufwand in €	Aufwand in €	€ je CMP	diverse
Vergleichsebene	Zeitvergleich	Zeitvergleich	DRG-Vergleich	Klinikvergleich
Produktsteuerung	+	++	+++	+++
Mengensteuerung	+	++	+++	+++
Refinanzierung	−−	−−	+++	++++
Wirtschaftlichkeit	+	++	+++	++++
Wettbewerbsvorteil	−−	−−	++	++++
Kommunikation	++	+++	++++	++++
Change-Management	+	++	++++	++++
Beteiligte	Medizin/ Controlling/ Einkauf/ Apotheke	Medizin/ Controlling/ Einkauf/ Apotheke	Medizin/ Controlling/ Einkauf/ Apotheke	Medizin/ Controlling/ Einkauf/ Apotheke
Kapitel im Buch	9	10	11	12

9 Schritt 1: Aufwandssteuerung

Das Steuerungsinstrumentarium orientiert sich streng an den Bedürfnissen und Erwartungen der Anwender. So wird die Steuerung von medizinischen Sachkosten in erster Linie also von dem medizinischen Personal erwartet. Medizinisches Personal meint erstens alle Berufsgruppen, die unmittelbar mit den Patienten in Kontakt kommen: Ärzte, Pflegekräfte, medizinisch-technisches Personal und den Funktionsdienst. Aber auch in den Sekundärbereichen wie dem Labor, der Transfusionsmedizin, der Pathologie und Radiologie ist Fachpersonal beschäftigt, das ebenfalls täglich medizinisches Verbrauchsmaterial verwendet. All diese Fachkräfte sollen und können auf den ressourcenschonenden Umgang mit Verbrauchsmaterial geschult werden. Denn gute Patientenversorgung und Ressourcenschonung schließen sich nicht aus.

Zurzeit sind in vielen Krankenhäusern die Kosten für die einzelnen Materialien bei den Anwendern weitgehend unbekannt, vergleichbar mit einem Supermarkt ohne Preisschilder an den Waren. Mein gesunder Menschenverstand sagt mir, dass trotzdem gewisse Produkte eher teuer, andere eher günstig sind. Wenn ich als Familienvater z. B. auf gesunde Ernährung Wert lege, aber keine Preisvorgabe habe, dann bleibt mir z. B. nur die Auszeichnung »Bio« als einzige Orientierung. Wenn dann noch dazu kommt, dass ich keinerlei Einblick in mein Konto besitze, scheint die Möglichkeit zum Einkauf quasi unbegrenzt.

Ähnlich verhält es sich im Umgang mit den Sachkosten im Krankenhaus. »Zum Wohle der Patienten« wird zum alles bestimmenden Argument, wenn das medizinische Personal sich für den Einsatz von bestimmten Verbrauchsmaterialien entscheidet. Denn die Transparenz hinsichtlich der Kosten für das einzelne Produkt oder für die Gesamtausgaben für Verbrauchsmaterial im Verhältnis zu dem Kontostand bzw. Budget für Verbrauchsmaterial fehlt.

Der erste wichtige Schritt in dem Steuerungsprozess ist es, Transparenz hinsichtlich der Kosten zu schaffen. Die Transparenzebene wird durch die Darstellung von Kosten pro Kostenstelle (das »Wo«) auf einer Kostenartenebene (das »Was«) erreicht. In der Regel hat die Finanzbuchhaltung die Daten für diese Darstellung, zu finden in den 66er Konten.

> **Zitate aus der Klinik**
>
> Controlling: »Die Kosten für Implantate explodieren. Fast 12 Prozent Anstieg im Vergleich zum Vorjahr und es wird immer weiter bestellt. Dabei hat die Zahl der Patienten nicht zugenommen.«

Chefarzt: »Meine Oberärzte sind sehr erfahrene Operateure. Natürlich werden auch immer wieder neue Operationsverfahren und damit verbundene Produkte getestet. Dadurch gewinnen wir Erfahrung und nicht zuletzt auch Patienten. Ich weiß allerdings nicht, wie hoch die Gesamtkosten im OP für meine Abteilung sind. Wo stehen wir denn mit den Kosten im Verhältnis zum letzten Jahr?«

Pflege: »Wir sparen, wo wir können. Wir wissen aber nicht, was die Sachen kosten. In der Regel werden es Pfennigartikel sein, die ohnehin keinen großen Einfluss auf die Bilanz haben werden.«

9.1 Transparenz und Motivation

Die Aufwandssteuerung zielt in erster Linie darauf ab, die Kostenentwicklung darzustellen, dann dem medizinischen Personal ein Gefühl für Kosten zu geben, zudem Aufmerksamkeit auf die Kosten zu richten, sowie eine Diskussion über Kosten zu beginnen, und schließlich zur Kostensteuerung zu befähigen.

Das medizinische Personal ist grundsätzlich nicht an Verschwendung interessiert. Keiner gibt gerne unnötig Geld aus. In der Praxis des klinischen Alltags stehen aber viele andere Faktoren im Vordergrund: natürlich die Patientenversorgung, aber auch »Projekte« wie Pflegepersonaluntergrenzen, Digitalisierung, Strukturqualitätsprüfungen etc. Das soll keine Entschuldigung für fehlende Kostensteuerung sein, sondern lediglich eine Erklärung.

Gleichzeitig verdeutlichen diese Beispiele aber auch, womit die – nicht immer beliebte – Kostensteuerung im Klinikalltag konkurriert. Daher müssen die werbenden Argumente und Botschaften einfach und nachvollziehbar sein. Aussagen wie »Sie sind zu teuer« oder »Wir drohen unsere Ziele zu verfehlen« helfen dabei nicht.

Wie bekommt man nun die gewünschte Aufmerksamkeit und Sensibilisierung für das Thema? Zunächst interessiert medizinisches Personal natürlich der eigene Verantwortungsbereich. Daher sollte der Blick auf die Gesamthausentwicklung möglichst kurz bleiben.

Andererseits handelt es sich immerhin um ein Projekt, das von der obersten Leitung initiiert bzw. in Auftrag gegeben worden ist und auch in den Trägergremien besprochen wurde; den finanzierenden Banken ist es zumindest bekannt. Insofern besteht eine Berichtspflicht gegenüber unseren Auftraggebern. Außerdem wirkt die Darstellung des dargestellten Unternehmenserfolgs sicherlich auch motivierend für die Teilprojekte der einzelnen Kliniken. Beispielhaft könnte ein solcher Bericht auf der Trägerebene so aussehen, wie in Tabelle 9.1 dargestellt (▸ Tab. 9.1).

Tab. 9.1: Beispiel für eine Übersicht im externen Berichtswesen

Kostenarten (Angaben in T€)		Ergebnis 2018	Plan 2019	Prognose 2019	Abweichung Prognose Plan	Ergebnis 01 - 11 2018	Plan 01 - 11 2019	Ergebnis 01 - 11 2019	Abweichung Ergebnis Plan
6600	Arzneimittel (außer Implantate und Dialysebedarf)	2.535	2.500	2.560	60	2.340	2.292	2.340	48
6601	Kosten der Lieferapotheke	–	–	–	–	–	–	–	–
6602	Blut, Blutkonserven und Blutplasma	565	550	610	60	532	504	557	53
6603	Verbandmittel, Heil- und Hilfsmittel	3.750	3.700	3.800	100	3.440	3.392	3.500	108
…	…	…	…	…	…	…	…	…	…
6617	Sonstiger medizinischer Bedarf	216	175	210	35	180	160	210	50
6618	Honorare für nicht im Krankenhaus angestellte Ärzte	405	250	280	30	355	115	265	150
6619	Belieferung anderer Einrichtungen	4.030	3.900	4.700	800	3.350	3.575	4.330	755
Summe		**15.821**	**15.325**	**16.210**	**885**	**14.087**	**13.934**	**14.882**	**948**

Tab. 9.1: Beispiel für eine Übersicht im externen Berichtswesen – Fortsetzung

Kostenarten (Angaben in T€)		**Ergebnis 2018**	**Plan 2019**	**Prognose 2019**	**Abweichung Prognose Plan**	**Ergebnis 01 - 11 2018**	**Plan 01 - 11 2019**	**Ergebnis 01 - 11 2019**	**Abweichung Ergebnis Plan**
6618	Honorare für nicht im Krankenhaus angestellte Ärzte	–405	–250	–280	–30	–355	–229	–265	–36
6619	Belieferung anderer Einrichtungen	–4.030	–3.900	–4.700	–800	–3.350	–3.575	–4.330	–755
Summe Eigenverbrauch		**11.386**	**11.175**	**11.230**	**55**	**10.382**	10.244	**10.287**	**43**
Case Mix		18.000	18.500	18.700	200	16.500	16.958	16.700	–258
Eigenverbrauchter MedSachbedarf in € / Case-Mix-Punkt		**633**	**604**	**601**	**–4**	**629**	554	**616**	**62**

Das Zahlenbeispiel in der obigen Tabelle kann wie folgt interpretiert werden. Der Planwert für die Kostenart 66 liegt bei 15,325 Mio. € und wird vom Prognosewert (16,210 Mio. €) um 0,9 Mio. € überschritten. Das erscheint auf den ersten Blick als eine ungünstige Abweichung. Diese Bewertung relativiert sich dadurch, dass insbesondere die Positionen des Fremdpersonals (#6618) und des Wareneinsatzes (#6619) zusammen eine Abweichung von 0,83 Mio. € ausmachen. Beide Positionen sind nicht abhängig von der Behandlungsleistung, sondern ersetzen Personalaufwendungen bzw. werden durch sonstige Erlöse von Dritten gedeckt. Wenn wir den Sachbedarf um die beiden genannten Positionen reduzieren, haben wir immer noch eine Abweichung vom Planwert, die sich jetzt allerdings auf eine Differenz von 55 T€ reduziert hat. Also mehr ausgegeben als geplant. Andererseits haben wir auch eine höhere Leistung, statt 18.500 Case-Mix-Punkten (CMP) wie geplant, prognostizieren wir 18.700 CMP – also 200 mehr! Reicht nun die Mehrleistung aus, um die Mehrkosten zu rechtfertigen? Das sieht so aus, denn je CMP sehen wir in der Prognose 601 €, geplant waren 604 €/CMP. Insofern liegen wir 3 € × 18.700 = 56.100 € günstiger als vom Wirtschaftsplan vorgegeben.

Vor der Einführung eines Berichtsinstruments oder gern auch bei bereits verwendeten Berichten sollte man sich fragen: Wer sind die Adressaten? Wissen alle Adressaten, was eine Kostenstelle und eine Kostenart ist? Dies ist nicht Teil des Medizinstudiums oder der pflegerischen Ausbildung! Wissen alle Adressaten, welche Kostenstellen berücksichtigt wurden? Wissen alle Adressaten, wie mit gemischt bebuchten Kostenstellen umgegangen wird? Wissen alle Adressaten, was sich durch einen Stationsumzug verändert hat? Wissen die Berichtsproduzenten im Controlling, dass ein Stationsumzug stattgefunden hat? Wenn Sie auch nur eine Frage mit »nein« oder zumindest mit »Ich bin nicht sicher« beantwortet haben, dann sollten Sie unbedingt das Gespräch mit den Beteiligten suchen.

Suchen Sie immer wieder den Dialog!

Das ist in diesem Buch eine zentrale Forderung. Gehen sie in den Dialog! Erläutern Sie Ihre Darstellung und Sichtweise und beziehen Sie die verschiedenen Perspektiven möglichst aller Beteiligter mit ein! Das heißt nicht, dass Sie auf alle die vielfältigen Ideen und Wünsche einer Darstellungsform der Berichte eingehen müssen. Bleiben Sie im ersten Schritt bei Ihrer – oder auch unserer – Systematik. Aber erläutern Sie diese ausführlich und lassen Fragen, Kritik und Anregung zu! Das erhöht die Akzeptanz und damit den Erfolg des Vorhabens.

Wer wird informiert (wer sind die Adressaten?): So banal die Frage auch klingen mag, sie ist doch ein zentraler Baustein der Kostensteuerung. Adressaten sind ganz eindeutig alle, die im Alltag unseres Krankenhauses Entscheidungen über den Verbrauch an medizinischem Bedarf treffen. In erster Linie denken die Verantwortlichen zunächst an den Chefarzt. Dieser soll und muss über die Kostenentwicklung seiner Abteilung informiert werden und wird die erhaltenen Informationen schon teilen. In der Regel gehen die zentralen Dienste (Controlling, Einkauf, Apotheke) als Ersteller der Information davon aus. Das ist aber nicht immer so. Daher empfiehlt es sich, nach Abstimmung mit dem Chef zumindest die weiteren leitenden Ärzte (Sektionsleiter, Leitende Oberärzte etc.) in den Verteiler aufzunehmen.

Damit haben Sie aber trotzdem nur einen Teil des medizinischen Personals erreicht. Beziehen Sie auch den Pflegebereich ein, denn dort werden ebenfalls laufend Entscheidungen über den Verbrauch getroffen. Die Pflege untersteht in der Regel einer Pflegedienstleitung. Auch hier sollten neben der übergeordneten Leitung zumindest die Bereichsleitungen (OP-Pflege, Anästhesiepflege, Endoskopiepflege etc.) oder auch die einzelnen Stationsleitungen informiert werden. Einen Überblick über die relevanten Adressaten finden Sie in Kapitel 4 (▸ Kap. 4.4).

Worüber wird informiert? Auch hier scheint die Antwort klar: über die (Sach-) Kostenentwicklung der Abteilung. Tatsächlich sind auch hier Fingerspitzengefühl und Kommunikation erforderlich. Ein Beispiel: in den medizinischen Sachkosten sind auch die Kosten für eventuelle externe Anbieter und Honorarkräfte enthalten. Dadurch könnten die Chef- und Oberärzte erfahren, was ein Belegoperateur pro Monat verdient. Außerdem könnte eine Diskussion rund um den Einsatz von Honorarkräften und deren Vergütung entbrennen.

Solche Diskussionen sind grundsätzlich erwünscht, allerdings sollten sie gesteuert erfolgen. Daher die nächste Frage: Wissen alle Beteiligten, welche Kosten (Kostenarten) von welcher Kostenstelle (das »wo«) berücksichtigt wurden?

Eineindeutig zuordenbare Kostenstellen lassen sich problemlos berücksichtigen. Dazu zählen sicher das Herzkatheterlabor und die Endoskopie. Schwieriger wird es schon bei gemischt belegten Stationen und OP-Sälen. Also müssen Sie den jeweils beteiligten Abteilungen einen Verteilungsschlüssel erläutern. Ein solcher Schlüssel kann auf einer gemischt belegten Station die Zahl der Belegungstage sein, im OP die Schnitt-Naht-Zeit oder Anästhesiezeit. Letztendlich ist kein Schlüssel wirklich »gerecht«. Ggf. können Sie die Gesamtmenge vor und nach Verteilung mit berichten.

Auch die Kostenartenbezeichnung muss dem medizinischen Personal besonders erläutert werden. Erklären Sie unbedingt einem Chirurgen, dass in der Kostenart »Narkose- und sonstiger OP-Bedarf« zwar die Kosten für Narkosemittel enthalten sind. Da aber die Kostenstelle, über die die Narkosemittel bestellt werden, der Anästhesie zugeordnet ist, »zahlt« der Chirurg nicht für diese Verbrauchsmittel mit.

Fazit: Der Fokus aller dieser Informationen liegt somit auf den Kostenarten nach der Krankenhausbuchführungsverordnung (»was wird verbucht«). Damit ist auch die Frage nach der Datenbasis für diesen ersten Steuerungsschritt beantwortet: Berücksichtigung finden ausschließlich die Daten aus der Finanzbuchhaltung. Die Dimension, über die Sie in der Aufwandssteuerung berichten, ist der Aufwand in Euro.

9.2 Kostenentwicklung

In erster Linie bedeutet Kostenentwicklung für das Controlling, den Einkauf und die Apotheke, dass überhaupt ein Kostenverlauf beobachtet werden kann. Die meisten

Krankenhäuser haben allerdings kein Erkenntnisproblem. Aber sie haben wohl Probleme bei der Identifizierung der jeweils konkreten Ursachen der Kosten und darum auch bei der Identifikation und Umsetzung von Steuerungsmaßnahmen. Für die Umsetzung von Optimierungsmaßnahmen spielt das medizinische Personal eine entscheidende Rolle. Denn nur mit ihm können Sie erfolgreich werden. Daher empfehlen wir in diesem Buch, das medizinische Personal regelmäßig und transparent über die Aufwandsentwicklung zu informieren.

Pflegen Sie eine transparente Informationspolitik!

Die Informationen sollten regelmäßig, d. h. mindestens quartalsweise an die Adressaten kommuniziert werden. Da Buchungsschluss z. B. der 15te des Folgemonats ist, empfiehlt es sich, die Information über den Vormonat in der zweiten Monatshälfte herauszugeben. So kann eine Korrektur der aktuellen Kostenentwicklung immer recht zeitnah erfolgen. Wenn hingegen die Informationen über die Vorjahresentwicklung nur einmal – und das nach dem Jahresabschluss, also zum März oder April des Folgejahres – herausgegeben werden, sind die Möglichkeiten für eine Korrektur und Anpassung doch stark eingeschränkt und zudem zu grob.

Als Darstellungsform empfehlen wir einen intertemporären Vergleich: Sie würden etwa im Juni nicht nur die Kostenentwicklung der Monate Januar bis Mai des aktuellen Jahres aufzeigen. Sondern Sie stellen daneben auch die IST-Werte des entsprechenden Vorjahreszeitraumes. Das wird zu einem konkreten Verständnis und eigenen Erkenntnissen der generellen Kostenentwicklung bei den Adressaten in ihrem eigenen Bereich führen.

Als Beispiel: Wenn sich auf diese Weise ein Unfallchirurg oder ein Pneumologe an die unterschiedlichen Witterungsbedingungen in den beiden Vergleichsjahren erinnern, dann wird ihnen einleuchten, dass ein harter Winter mit Schneefall und Glatteis ganz andere Auswirkungen auf den Einsatz von Implantaten und damit die Kostenentwicklung in diesem Segment hat als ein milder Winter. Ebenso erklärt eine große Infektionswelle, die eher in der kalten Jahreszeit zu erwarten ist, einen überproportionalen Anstieg des Aufwands für Antibiotika.

9.3 Darstellung der Kosten im Verhältnis zur Leistung

Der wichtigste Einflussfaktor für die Entwicklung variabler Sachkosten ist die Leistungsentwicklung (gemessen in z. B. Fallzahl, DRG-Fallzahl, Case-Mix-Punkten, Belegungstagen). Daher empfehlen wir, dass Sie neben der absoluten Kosten- auch die Leistungsentwicklung und deren Relation zueinander darstellen. Welche der üblichen Bezugsgrößen (Kosten in Bezug auf …) Sie wählen ist weniger relevant als die Entscheidung, dass Sie immer die gleiche Systematik benutzen.

Entwickeln Sie ein einheitliches Darstellungsmodell!

Damit stellt sich logisch die nächste Frage: Wie kann ich die relative Kostenentwicklung in den Sekundärleistungsbereichen (Labor, Radiologie, Anästhesiologie etc.) darstellen? Diese Bereiche haben ja keine eigenen Stationen und somit auch keine der oben genannten Bezugsgrößen. Doch auch in diesen Sekundärleistungsbereichen werden ja Leistungsstatistiken erhoben, z. B.: für die Anästhesiologie die Anzahl der Operationen im Gesamthaus, oder für die Intensivstation Belegungstage bzw. TISS/SAPS-Punkte. In den Bereichen Labor, Radiologie etc. können entweder die Anzahl der Leistungen oder besser die GOÄ-Leistungspunkte der einzelnen erbrachten Leistungen dargestellt werden. Einen Überblick über mögliche Bezugsgrößen finden Sie in Kap. 5.7 (► Kap. 5.7).

Das Beispiel in Tabelle 9.2 zeigt die Darstellung von absoluten Kosten und die Kosten in Relation zur erbrachten Leistung (► Tab. 9.2).

In der Spalte »G« stehen die Monate 1–6 des aktuellen Jahres im Vergleich zum identischen Vorjahreszeitraum (Spalte »J«). In den Zeilen 1–5 sind Leistungskennzahlen hinterlegt, hier die Anzahl der Anästhesien. Ab der Zeile 6 sind die Kostenarten nach Krankenhausbuchführungsverordnung aufgeführt. Die Darstellung von Einzelmonaten des aktuellen Jahres (Spalte »C« ist der Mai, Spalte »F« der Monat Juni) sowie von Vorjahreswerten (Spalte »N«) ist nicht zwingend erforderlich, wird aber von uns empfohlen. Damit sind die entscheidenden Spalten beschrieben. Der Vollständigkeit halber erwähnen wir noch die übrigen Spalten: »D« zeigt die Summe der ersten fünf Monate (Kumulative Sicht), »E« entsprechend den monatlichen Durchschnitt eben dieses Zeitraums. Dadurch werden singuläre Monatsauffälligkeiten im Verhältnis zu den Durchschnittskosten deutlich. »H« zeigt die monatlichen Durchschnittskosten der ersten sechs Monate des aktuellen Jahres, »K« das Pendant bezogen auf den identen Vorjahreszeitraum.

Die Spalte »I« zeigt die prozentualen Anteile an den Gesamtkosten, bezogen auf die einzelnen Zeilen (entsprechend der verschiedenen Kostenarten). Diese Verteilung, die für das Vorjahr entsprechend in der Spalte »L« aufgeführt ist, dient der Priorisierung von Themen.

Die folgenden Spalten weisen die absoluten Kosten (»M«) und die monatlichen Durchschnittskosten (»N«) des Vorjahres aus. Daraus wird ersichtlich, wie sich z. B. die ersten sechs Monate auf die Gesamtkosten eines Jahres ausgewirkt haben. Entspricht also das aktuelle Halbjahr dem Trend der ersten sechs Monate des Vorjahres, dann spricht dies für ein konstantes Kostengeschehen. Sind allerdings die ersten sechs Monate bereits auffällig, so kann der Blick in das Vorjahr die Notwendigkeit einer Kurskorrektur noch unterstreichen.

Mit dieser orientierenden Betrachtung wird sich ein Bewusstsein für die immer notwendige aktuelle Reaktion und Anpassung je nach Situation entwickeln. Alternativ können Sie sich auch für die Darstellung des Verbrauchs in einem rollierenden Zwölf-Monats-Fenster entscheiden (► Kap. 5). Dies ist mehr oder weniger eine Geschmacksfrage; entscheidend ist, dass die Darstellung einheitlich ist und einen kurz- sowie mittelfristigen Verlauf der Kosten zeigt.

Tab. 9.2: Kosten und Leistungen der Anästhesie Juni 2019

		2019							2018					Abweichungsanalyse			
Lfd. Nr.	Fachabteilungen	5	1–5	Ø 1–5	6	1–6	Ø 1–6	%	1–6	Ø 1–6	%	1–12	Ø 1–12	HR	2016	Abw.	%
A	B	C	D	E	F	G	H	I	J	K	L	M	N	O	P	Q	R
1	Anä Anzahl	974	4.659	932	929	5.588	931		5.827	971		11.331	1.889	11.176	11.331	–155	–1,4 %
2	Anä stationär	804	3.832	766	771	4.603	767		4.739	790		0	0	9.206	0	9.206	0,0 %
3	Anä ambulant	170	827	165	158	985	164		1.088	181		2.052	342	1.970	2.052	–82	–4,0 %
4																	
5																	
6	Arznei-, Heil-, und Hilfsmittel	16.837	81.512	13.584	16.536	98.048	16.341	36,4 %	100.229	16.705	36,9 %	196.239	16.353	196.095	196.239	–144	–0,1 %
7	Kosten der Lieferapotheke																
8	Blut, Blutkonserven und Blutplasma																
9	Verbandmittel, Heil- und Hilfsmittel	1.624	3.130	521	517	3.646	608	1,4 %	3.371	562	1,2 %	8.059	672	7.293	8.059	–766	–9,5 %
10	Ärztl. und pflg. Verbrauchsmaterial, Instrumente	10.299	59.774	9.961	10.991	70.764	11.794	26,3 %	77.396	12.899	28,5 %	150.651	12.554	141.529	150.651	–9.122	–6,1 %
11	Narkose- und sonstiger OP-Bedarf	16.704	78.596	13.098	15.437	94.033	15.672	34,9 %	84.652	14.109	31,2 %	169.690	14.141	188.066	169.690	18.375	10,8 %
12	Bedarf für Röntgen- und Nuklearmedizin																

Tab. 9.2: Kosten und Leistungen der Anästhesie Juni 2019 – Fortsetzung

		2019							2018					Abweichungsanalyse			
Lfd. Nr.	Fachabteilungen	5	1–5	Ø 1–5	6	1–6	Ø 1–6	%	1–6	Ø 1–6	%	1–12	Ø 1–12	HR	2016	Abw.	%
A	B	C	D	E	F	G	H	I	J	K	L	M	N	O	P	Q	R
13	Laborbedarf	1.964	14.731	2.454	–14.300	432	72	0,2 %	384	64	0,1 %	2.243	187	863	2.243	–1.380	–61,5 %
14	Untersuchungen in fremden Instituten																
15	Bedarf für EKG, EEG, Sonographie	207	976	162	163	1.140	190	0,4 %	751	125	0,3 %	2.581	215	2.279	2.581	–302	–11,7 %
16	Bedarf der physikalischen Therapie								65	11	0,0 %	65	5		65		
17	Apothekenbedarf, Desinfektionsmaterial	211	1.104	183	141	1.245	207	0,5 %	1.297	216	0,5 %	2.432	203	2.490	2.432	58	2,4 %
18	Implantate								0	0	0,0 %	38	3		38		
19	Transplantate																
20	Dialysebedarf																
21	Kosten für Krankentransporte																
22	Sonstiger medizinischer Bedarf	1	1	–1	0	2	0	0,0 %	4	1	0,0 %	861	72	4	861	–857	–99,6 %
23	Honorare für nicht im Krankenhaus angestellte Ärzte	0	0	–1	0	0	0	0,0 %	3.490	582	1,3 %	0	0	0	0	0	0,0 %
24	**Gesamt**	**47.846**	**239.825**	**39.962**	**29.484**	**269.309**	**44.885**	**100,0 %**	**271.638**	**45.273**	**100,0 %**	**532.859**	**44.405**	**538.618**	**532.859**	**5.759**	**1,1 %**

In dieser ersten Übersicht wird auch deutlich, weshalb die alleinige Darstellung von absoluten Kosten die Beurteilung erschwert. In Summe sind die Kosten in der Abteilung Anästhesie in diesem Beispiel rückläufig. Eine Ampeldarstellung würde in diesem Fall sicher grün leuchten. »Alles gut« könnte man denken. Wenn Sie nun aber die Leistung – in diesem Fall die Anzahl der durchgeführten Anästhesien – berücksichtigen, dann zeigt sich ein anderes Bild (▸ Tab. 9.3).

Die Kosten pro Anästhesie (Spalte G, Zeile 24) liegen für den Berichtszeitraum Januar bis Juni 2019 bei 48,20 € und sind gegenüber dem Vergleichszeitraum 2018 (Januar bis Juni 2018, Spalte J, Zeile 24) von 46,60 € um 1,60 € angestiegen. Das sind 3,4 % Mehrkosten. Plötzlich leuchtet die eben noch auf grün geschaltete Ampel eher orange-rot.

Die Ursache für den tatsächlichen Kostenanstieg ist in dieser Darstellung auch schnell nachzuvollziehen: Trotz eines absoluten und auch relativen (Kosten pro Anästhesie-) Rückgangs im Bereich »ärztliches und pflegerisches Verbrauchsmaterial« (Zeile 10) sind die relativen Kosten a) für die Kostenarten »Arzneimittel« (Zeile 6) und b) »Narkose und sonstiger OP-Bedarf« (Zeile 11) überproportional gestiegen.

Diese Darstellung und Übersicht hilft nun den Ärzten wie auch der Anästhesiepflege als Erkenntnis deutlich weiter. Sie verstehen, dass sie sich im Klinikalltag nicht mehr auf alle Kosten, sondern nur noch auf zwei Teilbereiche in der Steuerung konzentrieren müssen.

Bevor Sie aber die Information mit konkreten Zahlen an das medizinische Personal verteilen, sollten Sie zunächst die Systematik der Auswertung erläutern. Das erhöht die Nachvollziehbarkeit und damit die Akzeptanz der vorgelegten Zahlen. Es ist erfahrungsgemäß sinnvoll, die Systematik zunächst ohne konkrete Aufwendungen bzw. die Zahlen darzustellen, da sonst Positionen mit hohem Aufwand gerne (weg-) diskutiert werden.

Erläutern Sie immer wieder die Systematik der Auswertung!

Die Berichtsadressaten sehen die Berichte deutlich seltener als Sie, deshalb ist es sicher o. k. und insbesondere nicht Ausdruck von Ignoranz, wenn die Systematik nicht sofort klar ist, obwohl Sie diese schon mehrfach erläutert haben.

Tab. 9.3: Beispiel für die Kosten je Anästhesie-Leistung, Stand Juni 2019

		2019							2018					Abweichungsanalyse			
Lfd. Nr.	Fachabteilungen	5	1–5	Ø 1–5	6	1–6	Ø 1–6	%	1–6	Ø 1–6	%	1–12	Ø 1–12	HR	2016	Abw.	%
A	B	C	D	E	F	G	H	I	J	K	L	M	N	O	P	Q	R
1	Anä Anzahl	974	4.659	932	929	5.588	931	0	5.827	971	0	11.331	1.889	11.176	11.331	–155	–1,4 %
2	Anä stationär	804	3.832	766	771	4.603	767	0	4.739	790	0	0	0	9.206	0	9.206	0,0 %
3	Anä ambulant	170	827	165	158	985	164	0,00	1.088	181	0	2.052	342	1.970	2.052	–82	–4,0 %
4																	
5																	
6	Arznei-, Heil-, und Hilfsmittel	17,3	17,5		17,8	17,5		36,4 %	17,2			17,3		17,5	17,3	0,2	1,3 %
7	Kosten der Lieferapotheke	0,0	0,0		0,0	0,0		0,0 %	0,0			0,0		0,0	0,0	0,0	0,0 %
8	Blut, Blutkonserven und Blutplasma	0,0	0,0		0,0	0,0		0,0 %	0,0			0,0		0,0	0,0	0,0	0,0 %
9	Verbandmittel, Heil- und Hilfsmittel	1,7	0,7		0,6	0,7		1,4 %	0,6			0,7		0,7	0,7	–0,1	–8,3 %
10	Ärztl. und pflg. Verbrauchsmaterial, Instrumente	10,6	12,8		11,8	12,7		26,3 %	13,3			13,3		12,7	13,3	–0,6	–4,8 %
11	Narkose- und sonstiger OP-Bedarf	17,1	16,9		16,6	16,8		34,9 %	14,5			15,0		16,8	15,0	1,9	12,4 %
12	Bedarf für Röntgen- und Nuklearmedizin	0,0	0,0		0,0	0,0		0,0 %	0,0			0,0		0,0	0,0	0,0	0,0 %

Tab. 9.3: Beispiel für die Kosten je Anästhesie-Leistung, Stand Juni 2019 – Fortsetzung

		2019							2018					Abweichungsanalyse			
Lfd. Nr.	**Fachabteilungen**	**5**	**1–5**	**Ø 1–5**	**6**	**1–6**	**Ø 1–6**	**%**	**1–6**	**Ø 1–6**	**%**	**1–12**	**Ø 1–12**	**HR**	**2016**	**Abw.**	**%**
A	**B**	**C**	**D**	**E**	**F**	**G**	**H**	**I**	**J**	**K**	**L**	**M**	**N**	**O**	**P**	**Q**	**R**
13	Laborbedarf	2,0	3,2		–15,4	0,1		0,2 %	0,1			0,2		0,1	0,2	–0,1	–61,0 %
14	Untersuchungen in fremden Instituten	0,0	0,0		0,0	0,0		0,0 %	0,0			0,0		0,0	0,0	0,0	0,0 %
15	Bedarf für EKG, EEG, Sonographie	0,2	0,2		0,2	0,2		0,4 %	0,1			0,2		0,2	0,2	0,0	–10,5 %
16	Bedarf der physikalischen Therapie	0,0	0,0		0,0	0,0		0,0 %	0,0			0,0		0,0	0,0	0,0	–100,0 %
17	Apothekenbedarf, Desinfektionsmaterial	0,2	0,2		0,2	0,2		0,5 %	0,2			0,2		0,2	0,2	0,0	3,8 %
18	Implantate	0,0	0,0		0,0	0,0		0,0 %	0,0			0,0		0,0	0,0	0,0	–100,0 %
19	Transplantate	0,0	0,0		0,0	0,0		0,0 %	0,0			0,0		0,0	0,0	0,0	0,0 %
20	Dialysebedarf	0,0	0,0		0,0	0,0		0,0 %	0,0			0,0		0,0	0,0	0,0	0,0 %
21	Kosten für Krankentransporte	0,0	0,0		0,0	0,0		0,0 %	0,0			0,0		0,0	0,0	0,0	0,0 %
22	Sonstiger medizinischer Bedarf	0,0	0,0		0,0	0,0		0,0 %	0,0			0,1		0,0	0,1	–0,1	–99,6 %
23	Honorare für nicht im Krankenhaus angestellte Ärzte	0,0	0,0		0,0	0,0		0,0 %	0,6			0,0		0,0	0,0	0,0	0,0 %
24	**Gesamt**	**49,1**	**51,5**		**31,7**	**48,2**		**100,0 %**	**46,6**			**47,0**		**48,2**	**47,0**	**1,2**	**2,5 %**

9.4 Kostenstellen und Adressaten

Die Darstellung der Aufwandskonten sollte nach den Verantwortungsbereichen der einzelnen Chefärzte bzw. leitenden Ärzte aufgeteilt werden (► Kap. 5.1). Ist zum Beispiel der kardiologische Chefarzt auch für die Intensivmedizin verantwortlich, so sollte er auch beide Verantwortungsbereiche separat dargestellt bekommen. Denn natürlich unterscheidet sich das Geschehen auf einer Intensivstation deutlich von seinen anderen Tätigkeitsbereichen. Darum sollte die Intensivstation als eigenständiger Bereich einen eigenen Bericht bekommen. In aller Regel sollten Sie auch stationäre und ambulante Bereiche (inklusive Tageskliniken und psychiatrischer Institutsambulanzen) voneinander trennen.

Praxistipp für das Controlling

Planen Sie im Detail, welche Bereiche in der Darstellung der Aufwandskonten getrennt und welche Bereiche zusammengelegt werden sollten. Binden Sie bei diesen Überlegungen die Fachbereiche ein. Gehen Sie vom Grundsatz aus, dass autark kostenverantwortliche Bereiche einen »eigenen« Bericht erhalten sollten. Die Liste der Berichts-Adressaten sollte möglichst genau mit der Liste der Gesprächspartner für die Sachkosten-Dialoge übereinstimmen (► Kap. 6.1).

Allerdings gibt es weitere Aspekte, die berücksichtigt werden sollten. Wenn beispielsweise Verantwortliche im Rahmen von Zielvereinbarungen an Kennzahlen gemessen werden, so sollten diese Kennzahlen auch dem Bericht zu entnehmen sein. Kommen wir auf das Beispiel des kardiologischen Chefarztes zurück: wenn der Aufwand für medizinischen Bedarf im Verhältnis zum Case Mix für die Kardiologie (in toto) eine für ihn relevante Kennzahl ist, so müssen die separat dargestellten Bereiche Intensivstation, Normalstation und Herzkatheterlabor in einem Gesamtbericht zusammengeführt werden.

Analog muss für folgende Funktionsbereiche festgelegt werden, ob die jeweiligen Berichtsteile getrennt oder in Kombination dargestellt werden:

- Funktionsbereiche und periphere Stationen (z. B. für die Urologie: periphere Stationen, Zentral-OP und urologische Endoskopie);
- Herzkatheterlabor, kardiologische Funktionseinheit und kardiologische Stationen;
- Endoskopie und gastroenterologische Stationen;
- Aufwachraum und Kostenstelle »Anästhesie«;
- Zentralsterilisation und Zentral-OP.

Für chirurgische Fächer sollte weiterhin festgelegt werden, ob spezifische Aufwendungen aus der Zentralen Operationseinheit (ggf. als Umlage) und den peripheren Operationssälen dem »Abteilungsbericht« zugeordnet werden.

Letztendlich gibt es bei der zusammenfassenden Darstellung von Kostenstellen kein richtig oder falsch. Wichtig ist allerdings, dass Sie die Entscheidung für Ihre Aufteilung kommunizieren und für konstruktive Anregungen und Korrekturen offen sind.

So kann sich z. B. ein gefäßchirurgisches Zentrum – bestehend aus Angiologen, Radiologen und Gefäßchirurgen - für ein gemeinsames Lager entschieden haben, welches in der Radiologie beheimatet ist. Dann können Sie diese Kostenstelle entweder über einen Verteilungsschlüssel aufteilen, der mit allen drei Verantwortungsbereichen abgesprochen ist. Oder Sie präsentieren die Kostenstellenentwicklung separat und stellen sie jeweils allen drei Verantwortungsbereichen zur Verfügung. Es muss aber eindeutig klar werden, dass dem gefäßchirurgischen Zentrum auch hier die Verantwortlichkeit für das Kostenthema zugeordnet bleibt. Es wäre eine Überlegung wert, dass ein Arzt die Funktion eines Sachkostenbeauftragten wahrnimmt und damit der Hauptansprechpartner für und in den drei Abteilungen ist.

Auch hier ist die Botschaft eindeutig: Suchen Sie das gemeinsame Gespräch.

Praxistipp für den Geschäftsführer

Der Kostenverlauf der Sachkostenarten sollte in die regelmäßig stattfindenden Klinikgespräche z. B. einmal pro Monat integriert werden. Lassen Sie sich von Ihrem Controlling kurz ins Bild setzen, bevor Sie mit den Chefärzten sprechen!

Praxistipp für das Controlling

In vielen Häusern bedeutet es noch immer einen erheblichen zeitlichen Aufwand, die Kosten pro Kostenstelle für die Materialwirtschaft und die Apotheke zusammenzustellen. Dafür gibt es inzwischen aber ausreichend gute Instrumente zur Automatisierung. Ebenso wichtig wie die Daten zusammenzustellen, ist das persönliche Gespräch über die Auswertungsergebnisse mit dem Chefarzt.

Und noch ein Praxistipp für das Controlling

So wichtig wie der auf Kostenstellen bezogene Berichtszuschnitt ist die Verteilung der Kosten der gemischt genutzten Bereiche. Auch hier gibt es kein »richtig« oder »falsch«. Entscheidend ist die Akzeptanz durch alle Beteiligten. Also macht es Sinn, den Berichtszuschnitt und die Verteilungsschlüssel vorher mit allen Berichtsadressaten gut abzustimmen.

Praxistipp für den ärztlichen Dienst

Die Kosten für medizinisches Verbrauchsmaterial sind inzwischen deutschlandweit so hoch wie die Gesamtkosten des ärztlichen Dienstes (Quelle Destatis 2017). Die Steuerung dieses Kostenblockes ist gegenüber dem Kostenblock Personal allerdings wesentlich angenehmer. Machen Sie sich daher das Thema zu eigen und benennen z. B. einen Sachkostenbeauftragten in der Klinik, der dieses Thema regelmäßig verfolgt und mit der Pflege, dem Einkauf, der Apotheke und dem (Medizin-)Controlling bespricht.

Vielleicht denken Sie jetzt: »*Noch ein Beauftragter. Wir haben doch bereits so viele Themen zu bearbeiten*«. Bedenken Sie: Allein das Volumen und die mit dem Thema verbundenen Steuerungsmöglichkeiten, die Sie selbst beeinflussen können, sind in kaum einem anderen Bereich derart hoch.

Praxistipp für die Pflege

Die Kosten für medizinisches Verbrauchsmaterial sind inzwischen deutschlandweit höher als die Gesamtkosten des Pflegedienstes. Nehmen Sie sich dieses Themas besonders an und bestehen Sie auf ihrer Teilnahme an der Kostensteuerung. Ebenso wie die Ärzte dieses Thema in ihren Fokus rücken, sollten auch Sie sachkostenverantwortliche Kräfte benennen, die dieses Thema regelmäßig verfolgen und mit dem ärztlichen Dienst, dem Einkauf, der Apotheke und dem (Medizin-)Controlling besprechen.

9.5 Grenzen der Aufwandssteuerung

Die Aufwandssteuerung ist ein wichtiger erster Schritt bei der Sachkostenoptimierung im Krankenhaus. Durch die regelmäßige Kommunikation untereinander werden die Beteiligten ein wesentlich besseres Verständnis dafür erhalten, wo (auf welcher Kostenstelle), was (welche Art von Kosten) im Krankenhaus bestellt und damit auch verbucht wird. Durch die Diskussion bei gemischt bebuchten Kostenstellen werden Sie Ihr Stammdatenmanagement verbessern. Sie müssen sich auf den peripheren, von mehreren Fachabteilungen belegten Stationen sicher nicht über den Verbrauch von Kompressen oder einzelnen Schmerzmitteln unterhalten. Wenn aber z. B. teure Medikamente, die eindeutig einer Fachabteilung zuzuordnen sind, auch über die allgemeine Kostenstelle verbucht werden, wird die »Ungerechtigkeit« bei der Verteilung größer.

Praxistipp

Teure Medikamente – auch die nicht zusatzentgeltfähigen – sollten einer Fachabteilung eineindeutig zuzuordnen sein. Dazu könnten Sie z. B. für eine gemischt belegte Station mehrere Kostenstellen einrichten. Denken Sie aber auch daran, dies zu kommunizieren und die Notwendigkeit dieser Maßnahme zu verdeutlichen. Für die Pflegekräfte ist es natürlich einfacher, sämtliche Bestellungen auf einer Kostenstelle vorzunehmen als sie zwei bis fünf verschiedenen Kostenstellen zuzuordnen. Die Erfahrung zeigt, dass eine solche Differenzierung im Rahmen des Bestellprozesses schwer umzusetzen ist. Darum wäre eine Alternative, zumindest die Bestellung hochpreisiger Medikamente über gesonderte Formulare vorzusehen, sodass dann die Apotheke die Buchungen auf die entsprechenden Kostenstellen vornehmen kann. Wenn die Differenzierung anhand der eindeutigen Zuordnung der Medikamente zu einer Fachabteilung möglich ist, lässt sich die Zuordnung auch über die Parametrierung des Data Warehouse vornehmen.

Praxistipp

Für eine zentrale Operationseinheit ist eine Zuordnung der Verbrauchsmittel auf die einzelnen Fachbereiche von großer Bedeutung. Neben Implantaten sollten auch sonstige Verbrauchsmaterialien möglichst den Fachabteilungen zugebucht werden. Bauchtücher und Kompressen verbleiben auf der zentralen Kostenstelle. Aber ein Knie-TEP-Set zur Abdeckung für die Operation kann in die Orthopädie gebucht werden. Hämostyptikaschwämme, die von mehreren chirurgischen Abteilungen eingesetzt werden, müssen sogar chargendokumentiert werden und damit auf den Patienten zuordenbar sein.

Wenn Sie die ersten Schritte zu einer transparenten Sachkostensteuerung getätigt haben und, wie oben beschrieben, den Aufwand zeigen, werden Ihre Adressaten schon bald mehr Informationen einfordern. Wenn dieser Effekt eintritt, ist das gut. Denn damit haben Sie das Ziel einer Sensibilisierung für das Thema Sachkostensteuerung erreicht! Betrachten Sie noch einmal das oben aufgeführte Beispiel für einen Kostenbericht. Hier sind die Kosten für die Kostenart »Narkose- und sonstiger OP-Bedarf« absolut und auch in Relation zu der Leistungsentwicklung gestiegen. In diese Kostenart fallen aber diverse Warengruppen und ggf. hunderte verschiedene Artikel. Durch welche Artikel wird nun der Kostenanstieg verursacht? Diese Frage kann mit der »Aufwandssteuerung« nicht beantwortet werden – ebenso wenig die Frage, ob durch eine Produktbündelung eine positive Entwicklung erwartet werden kann. Eine differenzierte Steuerung von Warengruppen und Artikeln entwickeln wir mit dem nächsten Schritt, der Verbrauchssteuerung.

10 Schritt 2: Verbrauchssteuerung

Mit dem ersten Schritt »Aufwandssteuerung« haben wir über die transparente Darstellung der Kostenentwicklung als wichtige Grundlage für eine erfolgreiche Sachkostensteuerung informiert. Wir haben folgende Fragen beantwortet:

- Wie lässt sich eine interdisziplinäre regelmäßige Kommunikation zwischen den beteiligten Berufsgruppen etablieren? Medizinisches Personal (Ärzte, Pflegekräfte, medizinisch-technischer Dienst und Funktionsdienst), Controlling, Apotheke und Einkauf.
- Wie schaffen wir ein gemeinsames Verständnis der Kostendaten: was sind Kostenarten und wie entwickeln sie sich über die Zeit; absolut und in Relation zu der erbrachten Leistung?
- Welche Kostenstellen sind in der Darstellung der einzelnen Kostenbereiche berücksichtigt und wie geht man mit gemischt bebuchten Kostenstellen um?
- Wer wird in welcher Regelmäßigkeit über die Kostenentwicklung informiert und wie wird diese Entwicklung kommuniziert?

Gleichzeitig wurden aber auch die Grenzen der reinen Aufwandssteuerung deutlich. Durch diese Betrachtung der Kostenentwicklung in Euro kann ich zwar die Entwicklung einzelner Kostenarten in Relation zu der erbrachten Leistung erkennen. Aber die Kostenarten nach Krankenhausbuchführungsverordnung sind eben nicht von medizinischem Personal definiert. Vielleicht können sich viele Leistungserbringer noch ungefähr vorstellen, was in der Kostenart »Arzneimittel« oder »Implantate« enthalten ist. Bei der Kostenartenbezeichnung »Ärztliches und pflegerisches Verbrauchsmaterial« wird es hingegen schon schwieriger. Daher folgt als nächster logischer Schritt nun eine Detailbetrachtung, welche Artikel und Produkte sich im Einzelnen in den Kostenarten verbergen. Das ist deshalb so relevant, weil auf dieser Detailebene nun Entscheidungen getroffen werden können und damit eine echte Verbrauchssteuerung ermöglicht wird.

Die Adressaten für die Informationen bleiben die gleichen, die wir im Kap. 9.4 definiert haben. Es würde keinen Sinn machen, auf der Ebene der Warengruppen und Artikel andere Adressaten zu definieren als auf der Ebene der Kostenarten.

Zitat aus der Klinik

Oberarzt: »Ich kann mir schon denken, dass ein Steinfangkörbchen teurer ist als das andere. Die Handlichkeit ist aber besser, sodass ich die Steine leichter entfernen kann. Das andere ist aber auch ok. Wie groß ist denn der Unterschied im Preis?«

10.1 Informationen über Preise

Bei der Verbrauchssteuerung sprechen wir über Warengruppen und einzelne Artikel, und natürlich spielt bei vielen Themen der Preis der Artikel eine entscheidende Rolle. Soll bei Patienten mit Harnwegsinfekt auf ein anderes, medizinisch gleichwertiges Antibiotikum umgestellt werden? Das kann natürlich nur beantwortet werden, wenn man neben dem medizinischen Evidenzgrad die Preise bzw. in diesem Fall die Tagestherapiekosten der konkurrierenden Artikel kennt.

Für eine transparente Darstellung der Preise sollte es keine Einschränkungen in der Informationsweitergabe geben. Nun gibt es aber vertragliche Konstellationen mit Firmen, die einen Zugang der Preisinformation gegenüber Dritten untersagen. Wenn Sie nun also vollkommen transparent die hauseigenen Preise zu den einzelnen z. B. auf Station verwendeten Artikeln darstellen, so könnte diese Information theoretisch von Dritten eingesehen werden.

Zitat aus der Klinik

Pflege: »Ich möchte schon wissen, was die einzelnen Artikel auf meiner Station kosten. Damit kann ich meine Kollegen sensibilisieren. Wir wissen ja oft gar nicht, wie teuer das alles ist.«

Praxistipp

Die Pflegekräfte sind in der Regel sehr an einer transparenten Darstellung der Preise interessiert. Dieses Interesse sollten Sie fördern. Letztendlich sind aber nicht die tatsächlichen Einzelpreise relevant, sondern das gesamte Preisniveau. Daher können Sie auch die Listenpreise der Artikel nennen.

Praxistipp

Die Pflegekräfte sind in der Regel sehr kreativ, was die Sensibilisierung ihrer Kollegen für Kosten von einzelnen Produkten betrifft. Neben der guten Kommunikationsstruktur untereinander empfiehlt es sich, die teuren Artikel zu markieren. Das kann ein Preisschild sein. Das kann aber auch eine Farbkodierung sein. So hat man für die Blutentnahme mehrere Produkte zur Verfügung, die alle ihre Einsatzberechtigung haben. Allerdings ist eine Schmetterlingskanüle mit Schlauch deutlich teurer als eine normale Kanüle (Hohlnadel zur Blutabnahme). Durch die Farbmarkierung wird ja nicht verboten, dieses Produkt zu nutzen. Bei Patienten mit einer dünnen Haut nach Medikamententherapie oder »schlechten Venenverhältnissen« wird durch den Einsatz dieser Produkte die Erfolgswahrscheinlichkeit einer Blutentnahme erhöht. Mit dem Wissen um die Kostenunterschiede zu einer normalen Kanüle wird der Einsatz aber sehr situationsbezogen und nicht als Standard erfolgen.

10.2 Fokus der Verbrauchssteuerung: Warengruppen und Einzelartikel

Der Fokus der Steuerung liegt bei diesem zweiten Schritt somit auf den einzelnen verwendeten Artikeln. Damit ist auch die Frage nach der Datenbasis beantwortet: Berücksichtigung finden hier die Daten der Materialwirtschaft und die Apothekendaten.

Der Parameter, über den Sie bei dem Schritt Verbrauchssteuerung berichten, ist der Verbrauch entweder einzelner Artikel oder einer Gruppe thematisch zueinander gehörender Artikel (Warengruppe) in Euro.

Die Warengruppen werden in den Stammdaten des Materialwirtschaftssystems als Attribut zum einzelnen Artikel festgelegt. Sie können nach einem individuellen Plan des einzelnen Hauses gepflegt oder nach einer veröffentlichten Systematik (z. B. Rote Liste, eCl@ss, ▸ Kap. 5.5) erfasst werden.

Die Zuordnung von einzelnen Artikeln in eine Kostenart erfolgt in den Krankenhäusern heutzutage häufig auf Basis individueller Entscheidungen: Ein neuer Artikel wird in die Stammdaten aufgenommen und erhält damit auch eine Zuordnung in eine Kostenart. Diese Zuordnung ist aber nicht in allen Kliniken einheitlich. So wird Humanalbumin, ein Medikament zur Erhöhung des im Blut vorkommenden Proteins Albumin, in die Kostenart 6600 »Arzneimittel (Außer Implantate und Dialysebedarf)« oder in die Kostenart 6602 »Blut, Blutkonserven und Blutplasma« eingeordnet. Solange die Systematik innerhalb eines Hauses identisch bleibt und Sie sich nicht mit anderen Kliniken vergleichen wollen, stellt dies keine Herausforderung dar. Sobald Sie aber einen Vergleich mit anderen Kliniken ähnlicher Versorgungsstufen eingehen möchten – und dazu wird es über kurz oder lang kommen – erschwert die unterschiedliche Buchungssystematik natürlich die Vergleichbarkeit. Humanalbumin wird hauptsächlich auf den Intensivstationen eingesetzt. Eine vergleichende Betrachtung der Kennzahl Kostenart »Arzneimittel« bzw. »Blut…« pro Belegungstag kann dann zu erheblichen Abweichungen führen.

Einige Kliniken haben sich dazu entschlossen, besonders aufwandsstarke Implantate separat zu betrachten. Daher werden teilweise Defibrillatoren – ein Gerät, welches im Körper belassen wird und mittels Elektroschock einen normalen Herzrhythmus wiederherstellt – in die Kostenart 6617 »Sonstiger medizinischer Bedarf« gebucht. Das Controlling hat somit durch eine einfache Betrachtung der Kostenart 6617 einen guten Überblick über die Kostenentwicklung dieser hochpreisigen Verbrauchsmaterialien. Die unterschiedliche Buchungssystematik erschwert allerdings den Vergleich zweier kardiologischer Abteilungen auf der Ebene Kostenarten oder Kostenarten pro Fall.

Unabhängig von einer eventuellen Vergleichbarkeit mit anderen Krankenhäusern ist auch für die interne Steuerung der Sachkosten eine Betrachtung der Einzelartikel innerhalb einer Kostenart relevant. In dem Beispiel in Kap. 9.3 haben wir eine Steigerung der Kosten in der Anästhesie für die Kostenart 6606 »Narkose- und sonstiger OP-Bedarf« beobachtet (▸ Kap. 9.3). Wenn Sie diese Information mit den kostenverantwortlichen Ärzten und Pflegekräften teilen, wird zwangsläufig die berechtigte Frage aufkommen: »Was ist denn darin alles enthalten?« Tatsächlich sind unter in dieser Kostenart viele hundert Einzelartikel subsumiert. Daher empfiehlt es sich, eine gewisse Vorauswahl für eine gemeinsame Diskussion und Steuerung zu treffen.

Praxistipp

Bei der Darstellung der Verbrauchsmittel empfiehlt es sich, vom Groben ins Detail vorzugehen. Also sind im ersten Schritt die einzelne Kostenart, dann in einem zweiten Schritt die darin enthaltenen Warengruppen und schließlich die in den Warengruppen enthaltenen Einzelartikel darzustellen.

Die Sortierung der Warengruppen oder der Einzelartikel im Bericht sollte dem Prinzip der Wesentlichkeit folgen. Die Warengruppe mit dem höchsten Umsatz in Euro innerhalb eines definierten Zeitraumes steht an Position 1. Die folgenden werden nach Aufwand absteigend sortiert. In der Regel ist die Darstellung der TOP 10 Warengruppen ausreichend. Bei der Sortierung von Einzelartikeln innerhalb einer Kostenart oder innerhalb einer Warengruppe ist ebenfalls der Umsatz in Euro innerhalb eines definierten Zeitfensters relevant. Der aufwandsstärkste Artikel steht somit an Position 1, die weiteren folgen entsprechend absteigend sortiert.

Praxistipp

Bei der Darstellung von Kostenarten und deren Verlauf über das Jahr empfiehlt sich die Darstellung innerhalb eines Jahreszeitraumes, also z. B. von Januar bis März des aktuellen Jahres im Vergleich zum Vorjahreszeitraum. Für die Betrachtung und Diskussion der Verbrauchsmittel trauen Sie sich ruhig zu, auch eine jahresübergreifende Darstellung zu wählen. So kann die Darstellung über ein rollierendes 12-Monatsfenster den tatsächlichen Buchungs- und Verbrauchsverlauf wesentlich besser darstellen als eine strikte Ausrichtung an den Kalenderjahren.

Zitat aus der Klinik

Oberarzt: »Sie zeigen mir ja hier nur die auf die Station gelieferten Artikel. Woher soll ich denn wissen, dass diese auch tatsächlich verbraucht wurden und nicht die Schränke voll sind?«

Diese Frage ist absolut berechtigt und logisch. Daher sollten Sie die vergangenen 12 Monate in Monatsscheiben darstellen, auch um damit ein Buchungsverhalten zu deuten.

Zwei Beispiele:

In der Anästhesie wird jeden Monat eine gewisse Anzahl von Larynxmasken – diese dienen zum Offenhalten der Atemwege bei betäubten Patienten – der Größe 5 in den OP geliefert. Da Sie von begrenzten Lagerkapazitäten im Operationssaal ausgehen und auch Schwellenmengen zur Auslösung einer Bestellung an das Lager dieses häufig eingesetzten Verbrauchsmittels definiert sind, können Sie Lagerabgang mit Verbrauch gleichsetzen. Nimmt also bei konstanter Anzahl Narkosen die Anzahl an Larynxmasken zu, können Sie ein verändertes Patientenmanagement annehmen und dieses mit den verantwortlichen Medizinern diskutieren.

Bei selten verwendeten Notfallmedikamenten, wie z. B. Sugammadex, treten die Buchungen in der Regel nur sporadisch auf. Hier sind Einzelereignisse für die Kostenerhöhung eines Monats verantwortlich. Sollte dieses Notfallmedikament hingegen zunehmend regelmäßig und häufig eingesetzt werden, dann hat der verantwortliche Chefarzt ein hohes Interesse, diese Information zeitnah zu erhalten.

10.3 Abweichungen zwischen den Daten der Finanzbuchhaltung und der Materialwirtschaft

Bevor Sie einen Sachkostendialog mit dem medizinischen Personal führen, sollten vorbereitende Abstimmungen zwischen den Abteilungen Controlling, Einkauf und Apotheke erfolgt sein. Das Controlling wird die Gesamtkosten für die einzelnen Kostenarten auf den Cent genau ausweisen können. Das bedeutet aber noch lange nicht, dass sich z. B. in der schon häufiger angesprochenen Kostenart »Narkose und sonstiger OP-Bedarf« auch die exakte Eurosumme durch Aufsummierung der einzelnen Artikelumsätze in den Materialwirtschaftsdaten findet. Sollten die Beträge (nahezu) identisch sein, so haben Sie allerdings eine hervorragende Ausgangssituation für die gemeinsame Verbrauchssteuerung.

Wodurch aber kann eine abweichende Eurosumme begründet sein? Zunächst kann eine Abweichung zwischen Finanzbuchhaltung und Materialwirtschaft (FiBu-MaWi-Abweichung) durch Boni zu erklären sein. Boni von Firmen lassen sich nur schwer auf einen einzelnen Artikel buchen. Hingegen ist die Gutschrift in einer Kostenart besser zu platzieren. Diese nachvollziehbare Erklärung leuchtet auch allen Beteiligten ein. Es ist aber auch nicht selten der Fall, dass Sie sich für eine Kostenart die notwendigen Detailinformationen aus zwei Systemen ziehen müssen: daher sollten Sie sich als nächstes die Apothekendaten anschauen. Hier könnte der fehlende Betrag verbucht sein. Falls trotz dieser Zusatzinformation kein (annähernd) identischer Eurobetrag darzustellen ist, müssten Sie weiter nach der Ursache forschen. Dies ist zum einen für die eigene Buchungshygiene und das Kostencontrolling relevant. Zum anderen benötigen Sie auch eine schlüssige Erklärung für das medizinische Personal. Denn einen banalen Zahlenvergleich zwischen zwei Quellen wird fast jeder am Gespräch Beteiligte irgendwann anstellen.

Praxistipp

Die Gründe für eine FiBu-MaWi-Abweichung sind vielfältig. Neben Bonusbuchungen können auch Bestellungen ursächlich sein, die am Einkauf vorbei getätigt werden und deshalb nicht im Warenwirtschaftssystem erfasst sind. So kann es durchaus sein, dass aus dem OP oder der Ambulanz heraus für einen bestimmten Eingriff Verbrauchsmaterialien direkt bei den Firmen bestellt werden. Die Firmen liefern die Ware dann direkt in den OP und schreiben eine Rechnung an das Krankenhaus. Als sachlich richtig abgezeichnet bleibt der Finanzbuchhaltung nur eine Verbuchung in der Kostenart. Die Rechnung ist zwar z. B. als pdf gespeichert, aber nie von der Materialwirtschaft bzw. dem Einkauf gesehen worden. Solche Praktiken sollten im Sinne eines umfassenden Kostencontrollings so weit wie möglich reduziert werden.

Zitat aus der Klinik

Oberarzt: »Der Patient hat sich in meiner Sprechstunde mit einer gelockerten Hüftprothese und starken Schmerzen vorgestellt. Es hat mich viel Mühe und Zeit gekostet, den Prothesentyp und das richtige Instrumentarium für die Operation herauszufinden. Ich habe dann gleich mit der Firma und dem OP-Pfleger gesprochen und mir die Siebe und Materialien für die OP in der kommenden Woche bestellt.«

Diese Situation ist nicht selten. Einem derart engagierten Arzt, der sich um die für den Erfolg der Operation wesentlichen Materialien kümmert und die Beschaffung organisiert, können Sie keinen Vorwurf machen. Hier ist eher eine wertschätzende Rückmeldung angebracht. Leider passiert das in solchen Gesprächen nicht immer.

Zitat aus der Klinik

Controlling: »Ich habe mir mal die Kosten für Leihsiebe im Vergleich zum letzten Jahr angeschaut. Die Steigerung beträgt mehr als 230 %«.

Auch hier können Sie dem engagierten Controller keinen Vorwurf machen. Er hat sich für Kostenverläufe interessiert und seine Entdeckung adressiert. Nun müssen Sie die beiden Positionen zusammenbringen und eine gemeinsame und praktikable Lösung finden. Dazu ist erst einmal ein gegenseitiges Verständnis der Situation notwendig. Dieses Verständnis erreichen Sie aber nur, wenn die beiden Parteien in einen konstruktiven Dialog eintreten.

Es kommt hier – wie so häufig – auf sinnvolle, standardisierte und praktikable Prozesse an, die zwischen den Beteiligten – hier: Ärzte, Einkauf, OP-Leitung – abgestimmt und allen Beteiligten bekannt sein müssen.

Praxistipp

Die Lösung für die geschilderte Situation kann vielfältig sein. Praktikabel ist eine Information per Fax durch die OP-Pflege oder eine Weiterleitung der Bestellungs-Email an den Einkauf. Manchmal erfolgt die Bestellung durch den Arzt auch telefonisch bei dem ihm bekannten Vertreter. Stellen Sie sich vor: Es ist Freitagnachmittag. Der Einkauf ist telefonisch nicht zu erreichen und die Sprechstunde des Arztes proppenvoll. Das Organisieren der Materialien und der OP (ganz zu schweigen von der Suche nach einem freien Bett) hat ohnehin schon viel Zeit gekostet. Was soll der Mediziner jetzt machen? Er kann die OP-Anmeldung an den Einkauf weiterleiten. Denn die OP-Anmeldung (die teilweise noch auf Karteikarten erfolgt; dann muss eben die Karteikarte fotokopiert werden) muss in diesem speziellen Fall ausführlichere Informationen zu der OP und dem bestellten Material enthalten. Diese Informationsweitergabe ist elementar für das Gelingen der OP. Es könnte ja z. B. sein, dass der Arzt in der Sprechstunde nicht der Spezialist für diese OP ist oder auf Grund von Nachtdienstfrei an dem anberaumten Tag die OP nicht selber durchführen kann. Der Mediziner wird also darauf achten, dass möglichst viele Informationen durch die OP-Anmeldung an das Team weitergegeben werden. Diese OP-Anmeldung sollte auch für den Einkauf eine hohe Priorität haben. Der verantwortliche Einkäufer kann auf Grundlage dieser Informationen am folgenden Werktag Kontakt zu der Firma aufnehmen, Preise und Konditionen verhandeln sowie eine Rechnung mit detaillierter Artikelliste und -nummer der Verbräuche an die eigene Abteilung verlangen. Damit sind sämtliche Informationen an der richtigen Stelle gelandet und der Einkäufer kann sowohl dem Arzt als auch dem Controller die Kosten für Leihsiebe darlegen und erläutern.

Kommen wir zurück zu unserer Ausgangssituation. Sie planen Sachkostendialoge und bereiten sich im Vorfeld gemeinsam darauf vor. Im Rahmen der Vorbereitung fällt auf, dass es eine FiBu-MaWi-Abweichung gibt, die sich nicht durch Hinzunahme weiterer Quellen (Apothekendaten) oder Bonusbuchungen erklären lässt.

Fangen Sie trotz FiBu-MaWi-Abweichungen mit den Sachkostendialogen an!

Die Konsequenz darf dann bitte nicht lauten, dass Sie erst einmal alle Daten auf den »richtigen«, also vollständigen Stand bringen. Oder dass Sie versuchen, die Differenz zu »verstecken«. Gehen Sie stattdessen offen in den Dialog mit dem medizinischen Personal und weisen direkt auf die Abweichung hin. Fragen Sie die Gesprächspartner, ob sie eine Erklärung haben.

Zitat aus der Klinik

Chefarzt: »Bekommen Sie erst einmal Ihren Laden in den Griff. Hier stimmt ja keine Zahl. Damit kann ich nicht arbeiten!«

Tatsächlich gibt es solche Aussagen noch sehr vereinzelt. Lassen Sie sich durch einen derartigen Ausbruch nicht entmutigen.

Mediziner arbeiten grundsätzlich lösungsorientiert!

Der Ärger, der in dieser Chefarztaussage mitschwingt, kann viele Gründe haben. Hat er Stress zu Hause? Ist die vorherige OP nicht so gelaufen, wie geplant? Sind seine Fallzahlen hinter den Erwartungen geblieben und er hat eine E-Mail von der Geschäftsführung erhalten? Verlieren Sie sich nicht in Spekulationen. Denken Sie einfach daran, dass keine Person grundsätzlich destruktiv agiert. Besonders Ärzte haben sich dem Heilen und Helfen verschrieben. Daher agieren sie in der Regel hilfsbereit, konstruktiv und lösungsorientiert. Bleiben Sie mit ihrer Vorstellung der Zahlen sachlich und bitten um Mitarbeit. Sie werden in dem Team immer jemanden finden, der ihre Sache unterstützt!

10.4 Darstellung der Warengruppen und Einzelartikel im Sachkostenbericht

Mit welchem Informationsmaterial gehen Sie denn nun in die Verbrauchsdialoge? Durch die Aufwandssteuerung liegen die Basisinformationen bereits auf dem Tisch: absolute Kostenentwicklung im Vergleich zum Vorjahreszeitraum sowie relative Kostenentwicklung bezogen auf den Fall oder Case-Mix-Punkt.
Nun geht es darum, die Kostentreiber zu identifizieren. Dies gelingt gut über eine Detailbetrachtung auf Artikelebene. Jeder einzelne Artikel wird mit seinen Euroumsätzen der vergangenen 12 Monate aufgeführt und dann absteigend sortiert (▸ Tab. 10.1). Somit erhalten Sie den Einzelartikel mit dem höchsten Umsatz auf der obersten Position. Es ist dann Ihnen überlassen, ob Sie eine TOP 50 (s. Beispiel), TOP 80 oder TOP 100 Darstellung wählen.

Schauen Sie sich die Tabelle einmal in voller Größe an (https://dl.kohlhammer.de/978-3-17-033555-4). Das erschlägt Sie? Ja, uns auch. Jedes Mal. Dennoch ist es für den Anfang der Gespräche wichtig, dass Sie sämtliche vorhandene Information transparent aufzeigen. Als Moderator des Sachkostendialogs müssen Sie sich natürlich intensiv vorbereitet haben. Wenn Sie erst in der großen Runde anfangen, kritische Entwicklungen zu analysieren, wird bei Ihren Gesprächspartnern jegliche Motivation schwinden.

Diese ABC-Analysen geben auch Hinweise auf mögliche Produktstraffungen. Wir fanden in der TOP-75-Liste eines OP Nahtmaterial von 4 verschiedenen Anbietern. Nach Analyse und Diskussion mit den Operateuren, konnte man sich darauf verständigen eine Teststellung mit einem Anbieter durchzuführen. Im Ergebnis wurde dann das Portfolio auf das Material dieses Anbieters reduziert, ohne dass die Versorgungsqualität hierdurch reduziert wurde. Die Preiseffekte durch Produktstraffungen sind erheblich, den behandelnden Mitarbeitern aber verständlicherweise nicht bekannt.

Gehen Sie offen und transparent mit allen vorhandenen Informationen um!

Tab. 10.1: ABC-Analyse (rollierendes 12-Monats-Fenster)

Lfd. Nr	Kostenart	Artikelbezeichnung	Einh.	Hersteller/Lieferant	ø-Preis	Jul. 2018	Aug. 2018	...	Mai 2019	Jun. 2019	Gesamt
A	B	C	D	E	F	G	H	...	Q	R	S
1	Narkose- und sonstiger OP-Bedarf	Plexuskatheter komplex	Stück	Firmenname	12,14	1.432	1.699	...	2.039	1.942	21.072
2	Narkose- und sonstiger OP-Bedarf	Plexuskatheter	Stück	Firmenname	5,36	1.071	1.339	...	1.205	1.473	15.798
3	Narkose- und sonstiger OP-Bedarf	Steriles Set universal einsetzber	Stück	Firmenname	6,19	1.219	1.157	...	1.262	1.046	13.849
4	Ärztl. und pflg. Verbrauchsmaterial, Instrumente	Messung mit Druckdom	Stück	Firmenname	11,84	1.362	1.066	...	1.172	841	12.704
5	Arznei-, Heil-, und Hilfsmittel	1000ml Flüssigkeit	Stück	Firmenname	0,67	723	781	...	840	833	9.223
6	Ärztl. und pflg. Verbrauchsmaterial, Instrumente	Schlauch Perfusor	Stück	Firmenname	0,43	647	814	...	617	493	7.819
...	...	...	...	...	...	...	...	...	...	...	...
51			**Summe TOP 50**			**21.027**	**23.878**	**...**	**19.629**	**19.615**	**249.792**
52			Summe Rest			6.900	6.110	...	10.887	–6.300	89.692
53			**Summe Gesamt**			**27.927**	**29.988**	**...**	**30.516**	**13.315**	**339.484**

In der Tabelle finden Sie die 50 aufwandsstärksten Artikel der Abteilung (in diesem Fall eine anästhesiologische Abteilung) nach der Spalte »S« (Gesamt) absteigend sortiert. In den Spalten finden Sie der Reihenfolge nach die Kostenart, den Artikel, die Einheit (Stück oder Gebinde oder ml usw.), den Zulieferer und den Durchschnittspreis der vergangenen 12 Monate in brutto. Das ist uns sehr wichtig:

Weisen Sie Preise immer inklusive der jeweiligen Mehrwertsteuer (brutto) aus.

In der Regel kennen Einkäufer, Apotheker und Vertreter die Nettopreise. Diese geben sie dann im Zweifel an die Verbraucher weiter. Da die Kliniken in der Regel aber nicht vorzugssteuerabzugsberechtigt sind, ist dieser Preis aber 7% –19% zu gering. Gewöhnen Sie darum – bitte gleich zu Beginn der Dialoge – alle Ihre Gesprächspartner an die tatsächlichen Bruttopreise, also inklusive der Umsatzsteuer.

In der Spalte »G« finden Sie den ersten Monat eines 12-Monatszeitraumes. Dieser Zeitraum endet in diesem Fall mit »R« im Juni 2019. Die Spalte »S« schließlich summiert die einzelnen Monatswerte auf. Nach dieser letzten Spalte ist die Tabelle absteigend sortiert. Der Einzelartikel mit dem höchsten Aufwand ist somit in der Zeile 1 zu finden.

Zitat aus der Klinik

Oberarzt: »Diese Tabelle ist ja wirklich schwer zu lesen. Die Zahlen sind so klein. Außerdem stehen ja hier nur die gelieferten Artikel. Die sind ja noch gar nicht alle verbraucht«.

In beiden Punkten hat der Arzt Recht. Die Tabelle ist auch nicht als regelmäßig zu nutzendes Instrument gedacht. Sie dient lediglich vor allem am Anfang zur Unterstreichung der vollständigen Transparenz und zum (optionalen) Eigenstudium für sehr leidenschaftliche Steuerer – die es doch recht häufig gibt! Daher machen Sie bitte zu Beginn klar, dass diese Tabelle nicht regelmäßig auf den Tisch kommt, sondern eher als Hintergrundinformation zu verstehen ist.

Auch in der Aussage, dass es sich um Lagerabgänge bzw. deren Buchungen und nicht um die tatsächliche Verbrauchsdarstellung handelt, hat der Oberarzt einen wesentlichen Punkt angesprochen. Trotzdem lassen sich mit diesen Angaben die Verbräuche steuern.

Dazu zwei Beispiele: in der Zeile 3 ist das »Universal Set/steril« aufgeführt. Sie werden erkennen, dass die Buchungen jeden Monat erfolgen, auch wenn die Höhe der Buchungen schwankt. In diesem Fall kann man davon ausgehen, dass von diesem Set immer eine Mindestmenge in den Schränken vorhanden sein muss. Ist die Schwellenmenge unterschritten, so wird eine Bestellung ausgelöst. In diesem Fall werden somit Kauf und Verbrauch sehr eng miteinander korrelieren. Der Artikel »MRT-Schlauch« in der Zeile 17 wird hingegen nur sporadisch gebucht. Daher kann man hier davon ausgehen, dass ein hoher Lagerbestand vorhanden sein sollte. Diese Information kann zur Steuerung genutzt werden. Es ist nämlich auch wichtig, wie der Verfall von Ware verhindert wird (Ablaufdatumsmanagement).

Zudem erkennen Sie, dass die Tabelle nicht nur Medikalprodukte, sondern auch Arzneimittel enthält. Somit werden der Abteilung sämtliche vorhandene Informationen, unabhängig von der Datenquelle, zur Verfügung gestellt. Alternativ können Sie zwei getrennte Tabellen zeigen (▸ Kap. 5.6).

Diese Beispieltabelle ist allerdings bei weitem noch nicht vollständig. Neben der Kostenart könnten Sie auch die Warengruppe ausweisen, in die die einzelnen Artikel einsortiert wurden. Das eröffnet Ihnen die Möglichkeit, eine TOP-50-Liste nach Kostenart oder nach Warengruppe anzufertigen. Dadurch können sie Themen fokussierter bearbeiten.

In der Tabelle fehlen z. B. die Informationen zu Blutprodukten. Sowohl die Blutkonserven als auch die Blutersatzstoffe haben z. B. in der Anästhesie und im Schockraum eine hohe medizinökonomische Bedeutung. Also ist in diesem speziellen Produktfall eine Steuerung dieser Kostenart nicht möglich. Ebenfalls suchen Sie in unserem Beispiel vergeblich die Laboruntersuchungen bzw. die dafür eingesetzten Verbrauchsartikel. Dabei sind heutzutage Laboruntersuchungen im OP – sog. Point-of-care-Laboruntersuchungen – nicht unüblich. Diese Kosten entziehen sich in unserem Beispiel ebenfalls der Steuerung.

Praxistipp

Detailinformationen aus dem Warenwirtschaftssystem und von Apothekendaten zu erhalten ist in der Regel problemlos möglich, so dass eine Verbrauchsliste erstellt werden kann. Nach der gleichen Systematik können Sie auch die Sekundärleistungen wie Radiologie, Labor, Mikrobiologie, Pathologie, Physiotherapie und Blut steuern. Dazu müssen Sie die Leistungen mit einem einheitlichen System, z. B. nach der Gebührenordnung für Ärzte (GOÄ), bewerten und in eine Reihenfolge bringen, die der oben für Medikalprodukte und Arzneimittel erläuterten Systematik entspricht.

Dabei sollte die Kostenstellenzuordung der Anforderer einheitlich sein und mit der Darstellung im Kostenarten-Bericht (► Kap. 9.4) abgeglichen werden. Möchten Sie nun also auf das Anforderungsverhalten der Laborparameter aufmerksam machen, so zeigen Sie die 50 Parameter mit der höchsten GOÄ-Summe der vergangenen 12 Monate – bitte immer auf Einzelmonatsebene und mit einer Bezugsgröße, z. B. Fallzahl oder Belegungstage – absteigend sortiert. Für die konkrete Verbrauchssteuerung können Sie dann in eine Detailbetrachtung gehen und z. B. die Laboranforderungen der Station 1 mit der Station 2 vergleichen. Ähnlich können Sie mit den übrigen Sekundärleistungen verfahren.

10.5 Datenmanagement und Stammdatenpflege

In diesen Beispielen wird deutlich, dass das Management von Daten eine zentrale Bedeutung besitzt. Im Rahmen der intensiven Dialoge mit dem medizinischen Personal werden Sie immer wieder auf Informationslücken stoßen. Das ist auch gut so! Im Rahmen der Sachkostensteuerung geht es auch um die Optimierung des hauseigenen Stammdatenmanagements. Machen Sie noch keinen monatlichen Buchungsabschluss? Möglicherweise werden Sie im Rahmen Ihrer regelmäßigen Dialoge zu dieser sinnvollen Maßnahme übergehen. Sie buchen keine Abgrenzungen für Untersuchungen, die in fremden Instituten durchgeführt werden? Das verzerrt die Zeitraumbetrachtung erheblich und erschwert die Steuerung.

Die von uns vorgestellten Steuerungsinstrumente sind nicht alle kurzfristig umzusetzen. Vielmehr wünschen wir Ihnen eine nachhaltige Steuerung und Kommunikation zu Themen rund um die variablen Sachkosten im Krankenhaus. Daher dürfen die Instrumente und Informationen auch kontinuierlich verbessert werden. Sie haben eine Informationslücke gefunden? Dann schließen Sie diese im Rahmen des Projektes nachhaltig. Dadurch werden die Qualität der Informationen und der Erfolg der Steuerung kontinuierlich erhöht.

Oft finden Sie über die Verbrauchssteuerung auch Abhängigkeiten von einem vorhandenen Gerätepark. So kann es z. B. sein, dass ein Sauerstoffsensor (O_2-Sensor) zum Einmalgebrauch von einer anderen Firma deutlich günstiger angeboten wird. In diesem Fall ist eine Rücksprache mit den Anwendern (Testung unter realen Bedingungen) und ihrer hauseigenen Medizintechnik ratsam. Dabei könnte sich herausstellen, dass die für die Darstellung der Messergebnisse notwendigen Monitore nur mit bestimmten Sensoren kompatibel sind. Um also den scheinbar günstigeren Sensor an die vorhandenen Monitore anschließen zu können, bedarf es eines Adapters. Dieser Adapter in Kombination mit dem Sensor ist aber höherpreisig als die bisherige Lösung. Ist das Thema damit vom Tisch? Keineswegs! Sie könnten nun über wiederverwendbare Produktalternativen oder eine Mengensteuerung der Einmalsensoren mit den Anwendern sprechen.

Zitat aus der Klinik

Oberärztin: »Ich habe über die Einmal-O_2-Sensoren mit der Stationsleitung der Kinderklinik gesprochen. Dabei hat sich herausgestellt, dass wir Ärzte häufig »Monitoring« anordnen, ohne es genauer zu spezifizieren. Dabei meinen wir häufig nur das Monitoring von Puls und Temperatur. Die Pflegekräfte wussten das aber nicht und haben daher immer ein umfassendes Monitoring inklusive O_2 durchgeführt. Als Konsequenz schreiben wir jetzt künftig in die Anordnung, welche Art von Monitoring wir genau wünschen. Dadurch wird sich die Anzahl der teuren Einmalprodukte auf der Normalstation deutlich reduzieren.«

Aus der Rücksprache mit der Medizintechnik könnten sich aber auch Maßnahmen zur Kostenoptimierung ergeben: Denken Sie z. B. an eine ursprüngliche Vereinbarung, nach der die Anschaffungskosten über das Verbrauchsmaterial mitfinanziert wurde. Wenn nach einem gewissen Zeitraum allerdings die Geräte abbezahlt sind, könnten Sie nun mit der Firma eine Preisreduktion für das Verbrauchsmaterial verhandeln.

Oder es stellt sich heraus, dass einige Geräte bereits abgeschrieben sind. Dann sollte eine Wirtschaftlichkeitsbetrachtung erfolgen unter Berücksichtigung der Geräteneubeschaffung und der damit verbundenen Verbrauchsmaterialien. Diese Betrachtungen finden nicht selten entkoppelt voneinander statt, was wiederum zu Mehrkosten für das Krankenhaus führt.

Beispiele aus dem krankenhausfernen Alltag verdeutlichen das wunderbar: Die Anschaffung einer Kapsel-Kaffeemaschine ist in der Regel günstig, da die Firmen an den notwenigen Kapseln verdienen. Ebenso verhält es sich mit einem Drucker und den speziellen Patronen. Es wird also klar, dass die Anschaffung von Gerätschaften auch Auswirkungen auf die Verbrauchsmaterialien und die damit verbundenen Kosten hat. Sie werden merken, wie schnell die geräteabhängigen Verbrauchsmaterialien in Ihren gemeinsamen Dialogen zu einem nachhaltigen Thema werden.

Praxistipp für Ärzte

Als Ärzte im Krankenhaus werden Sie zunehmend in die betriebswirtschaftlichen Aspekte eines Krankenhauses eingebunden. Insbesondere von Ärzten in Leitungsfunktionen – dazu zählen wir auch die Oberärzte – wird künftig eine aktivere Managementverantwortung eingefordert. Mit der Steuerung von variablen Sachkosten haben Sie einen echten Steuerungshebel in der Hand. Dazu sind in der Regel nicht viele Detailinformationen zu betrachten. Nutzen Sie diese Chance und bringen Sie sich aktiv in die Verbrauchssteuerung ein! Analysieren Sie im Sachkostenbericht die Verbrauchsentwicklung der wichtigsten Warengruppen des aktuellen Jahres und des Vorjahres. Fallen Ihnen Abweichungen zwischen den Jahren auf, so schauen Sie sich als nächstes die Auflistung der Einzelartikel an. Besprechen Sie die Abweichungen in Ihrem Ärzteteam und mit den beteiligten Pflegekräften (Stationsleitung, OP-Pflege etc.) und gehen dann im Rahmen der regelmäßigen Sachkostendialoge mit gezielten Wünschen zur Optimierung auf das Controlling, den Einkauf und/oder die Apotheke zu. Pro Monat sollten dafür 30 Minuten ausreichen – insgesamt also nur 6h im gesamten Jahr!

Praxistipp für die Pflege

Bringen Sie sich in die Steuerung von patientennahen Verbrauchsmaterialien ein. Häufig erliegen Klinikleitungen dem Trugschluss, dass man sich auf wenige Artikel mit hohen Kosten (Endoprothesen, Herzschrittmacher, Herzklappen) in der Steuerung konzentrieren muss. Auf diese Artikel haben Sie als Pflegekraft aber in der Regel wenig Einfluss. Man sollte aber gerade auch die Verbrauchsmaterialien, die täglich und sehr häufig verwendet werden, immer im Blick behalten. Bringen Sie sich aktiv in die Sachkostendialoge ein! Den Verbrauch alltäglicher Produkte auf den Stationen, im OP und in den Funktionsabteilungen überblickt niemand so gut wie Sie. Melden Sie sich, wenn Sie Verschwendung beobachten! Analysieren Sie im Sachkostenbericht die Verbrauchsentwicklung der wichtigsten Warengruppen des aktuellen Jahres und des Vorjahres. Fallen Ihnen Abweichungen zwischen den Jahren auf, so schauen Sie sich als nächstes die Auflistung der Einzelartikel an. Besprechen Sie die Abweichungen in Ihrem Pflegeteam und gehen dann im Rahmen der regelmäßigen Sachkostendialoge mit gezielten Wünschen zur Optimierung auf das Controlling, den Einkauf und/oder die Apotheke zu. Pro Monat sollten dafür 30 Minuten ausreichen – insgesamt also nur 6h im gesamten Jahr!

Praxistipp für den Einkauf

Sie können sich die Kostensteuerung von patientennahen Verbrauchsmaterialien enorm erleichtern, indem Sie die Ärzte und Pflegekräfte in die Steuerung einbinden. Dazu können Sie dem medizinischen Personal nicht nur die Kostenentwicklung im Vergleich zum Vorjahreszeittraum darstellen, sondern bei auffälligen Entwicklungen direkt einen Hinweis geben: »Die Schmetterlingskanülen (0,24 € brutto) werden nun häufiger genutzt als die kostengünstigen Blutentnahmekanülen (0,07 €). Das führt im gesamten Haus zu Mehrkosten von 3.000€«. Denken Sie nicht über die Personen nach, die sich darüber wundern, dass man »wirklich über 17 Cent sprechen« will. Freuen sie sich lieber auf die Stationsleitung, die sich des Themas annimmt und das Team an die kostengünstige Variante erinnert.

10.6 Mengensteuerung

Eine Mengenabweichung beschreibt die Summe der Mengendifferenzen je Produkt bezogen auf die Altprodukte. Und was meint das nun genau? Würde ein Krankenhaus über Jahre das gleiche Leistungsgefüge aufweisen, wäre idealtypisch die Mengenabweichung »0«. Diese Menge bezieht sich dabei immer auf die bereits im Vorjahr vorhandenen, also Altprodukte. In der Krankenhauswirklichkeit ergeben sich aber über die Prozessvariabilität in der Regel große Mengenabweichungen trotz gleichem bzw. ähnlichem Leistungsgefüge im Zeitvergleich. Die Mengenabweichung je Kostenart bzw. je Warengruppe bietet wichtige Hinweise auf medizinische und/ oder pflegerische Prozessunterschiede. Im engen Austausch mit den Aktiven muss diese Variabilität thematisiert werden.

Allerdings ist nicht unbedingt davon auszugehen, dass die eingesetzte Menge pro Produkt im Vorjahr – oder den Vorjahren – bereits optimal war. Daher regen wir dazu an, die eingesetzten Mengen eines Altproduktes ergebnisoffen zu hinterfragen. Mit Mengensteuerung meinen wir also zum Beispiel die Dauer der Antibiotikatherapie (und damit die Menge des Antibiotikums) bei einer bestimmten Erkrankungsform. Diese Therapiedauer ist auch medizin-qualitativ von hoher Bedeutung. Denn es ist keine sinnvolle Option, die Beendigung der Antibiotikatherapie einfach mit dem Ende des Krankenhausaufenthaltes festzusetzen. Sinnvoller wären hier andere Mechanismen, insbesondere die Orientierung an einem Antiinfektivaleitfaden (▸ Kap. 4.1).

Praxisbeispiel

Sie könnten mit Ihrem Spezialisten für Infektionskrankheiten (Infektiologe) oder im Rahmen der Arzneimittelkommission festlegen, dass die Verabreichung der

Antibiotika grundsätzlich nach spätestens fünf Tagen von einem Facharzt, ggf. gemeinsam mit der Stations- oder Klinikapotheke, hinsichtlich ihrer Notwendigkeit hinterfragt wird (5-Tage-Regel). Ist die Gabe nicht weiter notwendig, wird die Therapie abgeschlossen – unabhängig von dem Zeitpunkt der Entlassung des Patienten. Sie sehen an diesem Beispiel, dass die Beschäftigung mit dem Thema Mengensteuerung bereits häufig die klinischen Prozesse beeinflusst. Gleiches gilt für die im Folgenden erläuterte Produktsteuerung.

10.7 Produktsteuerung

Um die Produktsteuerung zu erläutern müssen wir zunächst mit der Preisabweichung beginnen. Dieser Begriff beschreibt die Summe der jährlichen Preisdifferenzen je Produkt bezogen auf das Mengengerüst des Vorjahres. Traditionell liegt die Preisabweichung bezogen auf die Altprodukte bei bis zu –7 % pro Jahr. Dieses Phänomen erklärt sich aus dem Produktlebenszyklus. Der Lebenszyklus der Produkte des medizinischen Sachbedarfs beginnt normalerweise mit dem höchsten Preis nach Markteintritt und sinkt (unterschiedlich steil) im Verlauf der Zeit. Dieser generelle Zusammenhang kann sehr gut an der »Preis«-Entwicklung, also der Vergütung im Bereich der Zusatzentgelte (ZE) und bei den Neuen Untersuchungs- und Behandlungsmethoden (NUB), nachvollzogen werden. Preissprünge einzelner Produkte kommen auch im Zusammenhang mit dem Ablauf des Patentschutzes oder Markteintritt eines Wettbewerbers zustande.

Das Monitoring dieser Preisabweichung je Kostenart bzw. je Warengruppe ist für den Einkauf ein außerordentlich wichtiges Instrument für weitergehende Preisverhandlungen und die Gesamteinschätzung des medizinischen Sachbedarfs.

Die Produktabweichung des medizinischen Sachbedarfs beschreibt den Austausch von Alt- durch Neuprodukte. In der Regel wirkt sich diese Abweichung in besonderem Maße auf die Gesamtabweichung des medizinischen Sachbedarfes aus (Lebenszyklus). Dabei ist die Definition des Begriffs »Neuprodukt« in der konkreten Krankenhauswirklichkeit vergleichsweise schwierig; »Neu« kann in diesem Zusammenhang mehrere Phänomene beschreiben:

- Eine echte Verfahrens- oder Produktinnovation;
- Ersatzprodukt, also ein verfahrensgleiches Produkt, welches das bislang Eingesetzte ersetzt (z. B. Lieferantenwechsel);
- Ein kompletter Produktwegfall, da z. B. ein Verfahren nicht mehr durchgeführt wird;
- Und schließlich »nur« ein schlechtes Stammdatenmanagement, in dem ein lange bekanntes Produkt als neu gekennzeichnet wird.

Mit Produktsteuerung meinen wir die medizinökonomische Auseinandersetzung mit gleichwertigen Produkten für die Versorgung oder die Verwendung von qualitativ gleichwertigen Produktalternativen. Wir möchten dazu anregen, sich ständig über Produktalternativen im Rahmen von medizinischen Verfahren zu informieren. Sollte also ein Produkt nicht mehr verfügbar sein oder nicht mehr den qualitativen Ansprüchen genügen, so sollten mindestens gleichwertige Produktalternativen bekannt sein.

Es kann aber auch durch die gemeinsamen Dialoge deutlich werden, dass bei verschiedenen Schweregraden der Erkrankung dasselbe Produkt eingesetzt wird. In diesem Fall sollte über eine Abstufung der Versorgung, auch im Hinblick auf die Preise pro Produkt diskutiert werden dürfen.

Praxisbeispiel

Wir schauen noch einmal auf die Radiusversorgung. In der Regel gibt es neben den komplizierten Brüchen auch solche, bei denen das Gelenk selbst nicht beteiligt ist. Für diese weniger komplexen Verletzungen kann auch ein weniger komplexes und damit in der Regel kostengünstigeres winkelstabiles Schrauben-Platte-System eingesetzt werden. Somit ist die Versorgungsform an die Verletzungsform angepasst.

Weiteres Praxisbeispiel

Bei der Antibiotikatherapie ist die Etablierung eines Antibiotic Stewardship-Konzepts (ABS) hilfreich. Damit kann das hausspezifische Keimspektrum bei der Therapie berücksichtigt und dadurch die effektivste und effizienteste Antibiotikatherapie empfohlen werden. Diese gemeinsame Produktauswahl ist nicht nur wirtschaftlich sinnvoll, sondern insbesondere auch in Hinblick auf die Vermeidung von Resistenzen zu empfehlen.

Fazit: Die Verbrauchssteuerung stellt transparent die Kosten für die einzelnen verwendeten Artikel dar und ermöglicht eine intensivere Auseinandersetzung mit den Kosten als das Konzept der Aufwandssteuerung. Neben der Steuerung über den Preis – wie teuer ist ein Produkt – wird für das medizinische Personal insbesondere die Mengen- und Produktsteuerung in den Fokus gerückt.

10.8 Grenzen der Verbrauchssteuerung

Die Verbrauchssteuerung ist nach der Aufwandssteuerung ein notwendiger zweiter Schritt bei der Sachkostenoptimierung. Durch die Aufwandssteuerung haben Sie bereits für Kostenentwicklungen sensibilisiert. Nun tragen Sie auch dem Wunsch der Leistungserbringer Rechnung, zu erfahren, »was sich denn nun genau hinter den Kostensteigerungen verbirgt«. Sind also zwei medizinisch gleichwertige Artikel im Einsatz, so kann zumindest die kostengünstige Variante betont werden.

Praxisbeispiel

Sie können gemeinsam mit Ihrem Unfallchirurgen erarbeiten, wie teuer die Versorgung eines Handgelenkbruches (Radiusfraktur) tatsächlich ist. Setzen Sie sich mit einem in der Materie eingearbeiteten Einkäufer und dem Facharzt einmalig für etwa 20 Minuten zusammen. Treffen Sie sich dazu ruhig im OP-Aufenthaltsraum, sodass Sie bei Unklarheiten direkt eine OP-Pflegekraft hinzuziehen können. Der Einkäufer bringt eine Liste der Artikel aus der Warengruppe »Osteosynthesematerial« o. Ä. mit. Der Arzt sucht aus der Liste die entsprechende Platte ggf. auch die verwendeten Platten und die typischen Schrauben heraus. Der Einkäufer ergänzt die Bruttopreise (inklusive Boni und Rabatte). Auf diese Weise haben Sie jetzt die gesamten Implantatkosten für diese Prozedur ermittelt.

Allerdings: Sie haben zwar eine Transparenz in den absoluten Kosten für diese häufige medizinische Prozedur geschaffen. Ebenso können Sie »das Gefühl haben«, schon sehr wenig Erythrozytenkonzentrate (Konzentrate roter Blutkörperchen) zu verbrauchen. Aber Sie wissen noch nicht, ob der Gesamtpreis für die Osteosynthesematerialien oder für die Blutprodukte über die Fallpauschale (DRG) refinanziert ist. Ihnen fehlt die Relation zu den Erlösen. Die Kosten-Erlös-Relation oder Refinanzierung erhalten Sie nur durch die Hinzunahme der Erlösanteile für die medizinischen Sachkosten aus der Fallpauschale (DRG) und/oder den relevanten Zusatzentgelten. Und genau diesen Schritt wollen wir im folgenden Kapitel gehen.

11 Schritt 3: Rentabilitätsorientierte Steuerung

Durch die beiden ersten Schritte im Rahmen einer Sachkostensteuerung haben Sie eine Sensibilisierung für den Kostenfaktor erreicht (Aufwandssteuerung) und die Verbrauchssteuerung von Einzelartikeln ermöglicht. Dabei dient die Verbrauchssteuerung der

- Kostentransparenz bei dem Einsatz und der Verwendung einzelner Artikel,
- Sensibilisierung für Kosten bei mehreren gleichwertigen Artikeln (Produktsteuerung),
- Steuerung der Einsatzhäufigkeit einzelner Artikel oder Artikelgruppen (Mengensteuerung).

Für die zu entwickelnden Controlling-Strukturen haben wir zusammenfassend folgende Erkenntnisse gewonnen.

- Die beteiligten Berufsgruppen sollen ein gemeinsames Verständnis für Kostenarten und Kostenstellen (Finanzbuchhaltung) sowie für Warengruppen (Materialwirtschaft) entwickeln.
- Durch detaillierte Darstellungen des Verbrauchs auf Kostenarten-, Warengruppen- und Einzelartikelebene im Zeitverlauf wird die nötige Transparenz als Ausgangspunkt für eine gemeinsame Steuerung hergestellt.
- Den Beteiligten sind Problemfelder wie z. B. gemischt bebuchte Kostenstellen sowie Abweichungen der Zahlen aus Finanzbuchhaltung bzw. Materialwirtschaft bekannt.
- Ein engmaschiger und multiprofessioneller Dialog ist zwingend erforderlich, um ein Verständnis für die jeweiligen Probleme zu entwickeln, die umfangreichen Auswertungen (Zahlenkolonnen) zielorientiert zu analysieren und schließlich wirksame Maßnahmen herzuleiten.

Wir haben an mehreren Beispielen gesehen, dass wir bereits bei der Verbrauchssteuerung eine wirksame und nachhaltige Beeinflussung anstoßen können. Allerdings ist es mit den bisher vorgestellten Instrumenten nicht möglich, die Sachkosten für eine definierte medizinische Leistung ins Verhältnis zu dem damit verbundenen Erlös zu setzen, also eine *Sachbedarfsrentabilität* zu ermitteln. Zwar stellen wir, wie beschrieben, die Kostendaten aus der Finanzbuchhaltung immer in Zusammenhang mit einem Leistungsäquivalent (je nach adressierter Kostenstellengruppe z. B. Case Mix, Zahl der Narkosen, Ambulanzkontakte…) dar. Dies ermöglicht jedoch nur eine grobe Korrelation der Entwicklung einzelner Kostenarten zur Gesamtleistung. Das Herunterbrechen auf einzelne medizinische Themen ist auf dieser Ebene nicht möglich, geschweige denn ein Abgleich mit den in den betroffenen DRG-Fallpauschalen für den medizinischen Bedarf vorgesehenen Erlösanteilen.

Mit der rentabilitätsorientierten Steuerung begeben wir uns auf ein neues Level, welches viele Kliniken noch nicht für sich entdeckt haben.

Das ist bedauerlich, da die Industrie das Thema der Refinanzierung von Produkten längst in der Verkaufsargumentation für ihre Produkte erfolgreich nutzt. Ziel dieses dritten Schritts ist somit: zum einen die Kosten-Erlös-Relation bei dem Einsatz von patientennahen Verbrauchsmaterialien darzustellen und zum anderen ein Gleichgewicht zwischen den involvierten Akteuren – dem medizinischen Personal, den Einkäufern und der Industrie – sicher zu stellen.

Wenn Sie jetzt als erfahrener Mediziner oder dem Patienten verpflichtete Pflegekraft beim Wort »Rentabilität« zusammengezuckt sind, keine Angst! Das Wort Rentabilität sagt in der Sprache der Betriebswirte nichts anderes, als dass zwei Werte aus der Gewinn- und Verlustrechnung und/oder der Bilanz zueinander in Relation gesetzt werden und so einen Quotienten bilden. Dieser Quotient gibt darüber Auskunft, ob wir uns noch im Rahmen der Wirtschaftlichkeit bewegen oder nicht. Im Zweifel also, ob wir mehr ausgeben als wir einnehmen. Das geht zuhause und selbstverständlich auch im Krankenhaus nicht, weil wir ansonsten auf Dauer unsere Existenz gefährden.

Beispiel: Wir sehen in der Darstellung der Kostenarten für eine pneumologische Abteilung, dass die Kosten für Arzneimittel im Verhältnis zum Case Mix in den letzten Monaten angestiegen sind. Hat sich hierdurch die Wirtschaftlichkeit verschlechtert? Nicht unbedingt, denn vielleicht hat sich im gleichen Zeitraum das medizinische Portfolio verändert. Wenn anteilig mehr Lungenentzündungen behandelt wurden (Winter?), und gleichzeitig weniger elektive Bronchoskopien durchgeführt wurden, so kann dies einen erhöhten Verbrauch von Antibiotika erklären. Oder es wurden mehr Arzneimittel eingesetzt, die über Zusatzentgelte vergütet werden. Auch dann können im Verhältnis zur Leistungsmenge erhöhte Sachkosten mit einer konstanten oder sogar verbesserten Rentabilität einhergehen.

In dieser Situation bietet es sich an, die Sachbedarfsrentabilität für einzelne pneumologische Fallgruppen, z. B. für Patienten mit Lungenentzündung, isoliert zu untersuchen.

Zitate aus der Klinik

Chefarzt: »Wir nehmen nur die medizinisch notwendigen Produkte, um die bestmögliche Versorgung der Patienten zu gewährleisten. Ich bin mir aber sicher, dass wir bei der Verschlüsselung unserer Leistungen Lücken haben. Da muss das Medizincontrolling ran.«

> Einkauf: »Wir haben in den Ausschreibungen und Verhandlungen schon wieder eine deutliche Preisreduktion erreicht. Ich weiß aber nicht, ob dieses Ergebnis ausreicht. Wie viel bekommen wir denn eigentlich von den Krankenkassen bezahlt?«

In diesen Beispielen werden die alltäglichen Probleme und Herausforderungen der einzelnen Akteure deutlich. Jeder für sich hat seinen eigenen Fokus auf Sachkosten. Zusammengenommen aber werden hier die wesentlichen Komponenten bereits angesprochen: Kostenentwicklung im Lichte von Leistungsentwicklung und der entsprechenden Vergütung von Leistung. Was meinen wir damit?

In aller Regel entstehen bei einer aufwendigeren medizinischen Leistung – z. B. der Versorgung einer Arthrose (altersbedingter Verschleiß) des Kniegelenkes mit einer Endoprothese – auch höhere Kosten. Damit steigen in der Gewinn- und Verlustrechnung (GuV) die absoluten Kosten an. Die GuV ist für den Geschäftsführer eine wichtige Übersicht über die wirtschaftliche Entwicklung seines Krankenhauses. Nur werden aber in der GuV die Erlöse aus Krankenhausleistungen (darin sind die Erlösanteile für Sachkosten enthalten) und die Sachkosten separat dargestellt. Somit ist eine Kosten-Erlösrelation oder Refinanzierung der Sachkosten nicht unmittelbar erkennbar. Dafür stellen wir in diesem Kapitel eine neue Form der Betrachtung an.

Ausgangspunkt bleibt das letztgenannte Beispiel. Der Einkäufer hat in den vergangenen Jahren die Preise für die künstlichen Kniegelenke zur Behandlung einer Arthrose wiederholt senken können. Dennoch steigen die absoluten Kosten an. Durch die vorherige Betrachtung (Aufwandssteuerung) weiß er, dass die Kosten pro Patient rückläufig sind. Seine Bemühungen hatten also Erfolg. Er weiß allerdings nicht, ob die Kosten tatsächlich ausreichend refinanziert werden. Vielleicht hätte er eine noch viel deutlichere Preisreduktion erreichen müssen? Auch diese wichtige Frage nach einem Zielwert werden wir in dem Kapitel erläutern.

Der Chefarzt hat in den vergangenen Jahren mit seinem Team die zunehmende Arbeitsbelastung gespürt. Nur weiß er bislang nicht, ob die Leistungen und Anstrengungen auch ausreichend vergütet sind oder ob die ganze Anstrengung im schlimmsten Fall noch wirtschaftlich nachteilig für das Haus ist. Auch diese brennende Frage des medizinischen Personals – zumindest in Hinblick auf die eingesetzten Verbrauchsmaterialien – werden wir durch unsere Betrachtung beantworten können.

Um sich dem Thema Sachbedarfsrentabilität zu nähern, muss zunächst ein gemeinsames Verständnis für die Finanzierung von Sachkosten für stationäre und ambulante Leistungen geschaffen werden. Sollten Sie mit dem DRG-System noch nicht ausreichend vertraut sein, empfehlen wir Ihnen, zunächst das Kapitel 3 zu lesen. Dort werden die zugrunde liegenden Mechanismen ausführlich erläutert.

11.1 Analyse medizinisch vergleichbarer Fälle

Der Fokus in diesem Schritt der Steuerung liegt auf der Refinanzierung der in der Patientenversorgung eingesetzten Verbrauchsmaterialien. Bevor wir aber darauf eingehen, ist uns der folgende Aspekt besonders wichtig:

Es geht nicht um Vulgärsparen!

Mit Vulgärsparen ist die Sorge umschrieben, die viele Ärzte und Pflegekräfte umtreibt, sobald das Thema Kostensteuerung aufkommt. Die Sorge lautet, dass aus Kostengründen minderwertiges Material eingekauft wird, welches im schlimmsten Fall die Qualität der Patientenversorgung mindert. Auch für alle Leser ohne medizinischen Hintergrund ist diese kritische Äußerung nachvollziehbar:

Zitate aus der Klinik

Oberarzt: »Sie wollen mir doch wohl nicht einen Billig-Stapler andrehen. Da mache ich nicht mit.«

Oberarzt: »Die DRGs für Ablationen (interventionelle Behandlung von Herzrhythmusstörungen) sind total hoch bewertet! Mein Gefühl sagt mir, dass das richtig lukrativ ist. Oder täusche ich mich? Wie hoch sind eigentlich die Materialkosten für diese Eingriffe?«

Einkäufer: »Der Chefarzt unserer Orthopädie hat mir erklärt, dass eine bestimmte Spezial-Endoprothese für die Patientensicherheit viel besser ist als die Standardprothese. Mir ist es gelungen, den Einkaufspreis für die Spezialprothese deutlich runter zu verhandeln. Jetzt müsste es doch wirtschaftlich sein, diese Spezialprothese als Standard bei allen Patienten zu verwenden, oder?«

Diese Zitate zeigen, dass sich die Analyse der Sachbedarfsrentabilität in der Regel nicht auf ein heterogenes Patientenspektrum, sondern auf *aus medizinischer Sicht vergleichbare* Patienten- bzw. Fallgruppen bezieht. Wenn wir die Sachbedarfsrentabilität z. B. für Knie-TEP-Implantationen, für Ablationen, für Patienten mit Multipler Sklerose usw. kennen, so werden die beteiligten Mediziner häufig unmittelbar Stellschrauben erkennen, mit denen die Preis- oder Mengenkomponente für bestimmte Artikel oder sogar die Behandlungsprozesse positiv beeinflusst werden können.

Aus dieser Feststellung ergibt sich die Frage, wie wir unsere stationären Behandlungsfälle in solche medizinisch vergleichbare Fallgruppen einteilen können.

Eine naheliegende Option wäre, dass wir uns bei der Definition von Fallgruppen an DRGs oder Basis-DRGs orientieren. Wir würden also z. B. die Sachbedarfsrentabilität für die DRG »*F52B: Perkutane Koronarangioplastie mit komplexer Diagnose, ohne äußerst schwere CC oder mit intrakoronarer Brachytherapie oder bestimmte Intervention«* ermitteln.

Das kann man machen. Allerdings bringt diese Herangehensweise verschiedene Schwierigkeiten mit sich:

- In den DRGs, und das sieht man an dem Beispiel der DRG F52B, sind häufig ganz unterschiedliche medizinische Patientengruppen zusammengefasst. Die vom InEK ermittelten Durchschnittskosten geben daher nur sehr begrenzt Aufschluss über die Sachkosten für eine definierte Leistung (▸ Kap. 3.5, »Der Fallmix-Effekt«).
- Die DRGs gruppieren Fälle anhand von Identifikatoren, die für den Mediziner nicht verständlich sind. Was sind z. B. »*bestimmte Interventionen*«?
- Die DRG-Definition ändert sich jährlich, so dass Längsvergleiche nur ansatzweise möglich sind.

Bemühen wir ruhig noch einmal unser Thema Versorgung eines Handgelenkbruchs (Radiusfraktur) mittels Schrauben-Platte-System, um das Vorgehen zu erläutern. Stürzen Sie sich bitte nicht auf die Fallpauschale (DRG) und deren Bezeichnung. Diese Bezeichnungen sind oft irritierend lang und stimmen mit der betrachteten Prozedur nicht auf den ersten Blick überein. In unserem Fall wäre das häufig die DRG I21Z mit dem Wortlaut: »*Lokale Exzision und Entfernung von Osteosynthesematerial an Hüftgelenk, Femur und Wirbelsäule oder komplexe Eingriffe an Ellenbogen und Unterarm oder bestimmte Eingriffe an der Klavikula*«. Ganz ehrlich – wer liest sich den ganzen Text durch? Wenn Sie kritisch überlegen, dann tauchen in Übersichten, Präsentationen und Tabellen meist nur die ersten Wörter einer DRG auf und dann liest es sich für einen Mediziner so: »*Lokale Exzision oder Entfernung von Osteosynthesematerial an Hüftgelenk…*«. Wir möchten also mit dem Arzt über die Refinanzierung von einer Frakturversorgung am Radius sprechen und legen ihm die Fallpauschale vor, die das genaue Gegenteil beschreibt – nämlich nicht den Einbau, sondern die Entfernung von Osteosynthesematerial. Das ist ein denkbar schlechter Einstieg in dieses komplexe Thema. Aus den genannten Gründen sollte man überlegen, wie sinnvolle, medizinisch homogene Fallgruppen definiert werden können, für die eine Analyse der Sachbedarfsrentabilität sinnvoll erscheint. Je nach Fragestellung sind unterschiedliche Gruppierungsverfahren denkbar.

- Bei der Analyse von operativen Leistungen bietet es sich an, Fälle mit einem bestimmten Prozedurenkode (OPS) zu wählen. Der Prozedurenkode wird von jedem Operateur (oder Untersucher) unmittelbar nach der Operation (oder der Untersuchung) in das Dokumentationssystem eingepflegt und beschreibt medizinisch die tatsächlich durchgeführte Prozedur. Im Falle der Radiusfraktur wäre das z. B. der Prozedurenkode 5-794.k6 »*Offene Reposition einer Mehrfragment-Fraktur im Gelenkbereich eines langen Röhrenknochens; durch winkelstabile Platte: Radius distal*«. Mit dieser ausführlichen Bezeichnung kann jeder Operateur etwas anfangen, da dieser Kode das zu behandelnde Thema sehr genau beschreibt. Nun haben Sie seine Aufmerksamkeit und gehen anhand des OPS-Kodes weiter.

- Geht es um internistische bzw. konservativ behandelte Patienten, so kann es sinnvoll sein, die zu analysierende Fallgruppe anhand des Hauptdiagnosekodes (ICD) zu identifizieren. Kommen wir zurück auf das Beispiel zu Beginn des Kapitels: Für die Analyse der Sachbedarfsrentabilität bei Patienten mit einer Lungenentzündung würde sich eine Betrachtung auf Basis dieser Hauptdiagnose anbieten.
- Für verschiedene Fragestellungen können zur Fallklassifizierung alternative Gruppierungsverfahren verwendet werden, wie z. B. die Klinischen Leistungsgruppen (KLG®) oder die »Heidelberger Liste«. Mit diesen Instrumenten werden die Behandlungsfälle in Gruppen klassifiziert, die aus medizinischer Sicht greifbarer sind und einem Längsvergleich besser standhalten als die sich jährlich ändernden DRGs. Eine Analyse auf Basis dieser Verfahren sollte insbesondere dann in Erwägung gezogen werden, wenn das entsprechende Konzept im Haus ohnehin schon etabliert ist. Z. B. bauen einige Krankenhäuser Portfolioanalysen und/oder ihr internes Leistungs-Berichtswesen auf diesen alternativen Gruppierungsverfahren auf.

Haben wir für eine spezifische Fragestellung die zu analysierenden Fälle identifiziert, so werden wir feststellen, dass diese Fälle mit ganz unterschiedlichen DRGs abgerechnet wurden. Als Beispiel dienen wieder die Radiusfrakturen, die wir anhand des OPS-Kodes identifiziert haben. Es kann z. B. sein, dass ein Patient sich mehrfache Verletzungen zugezogen hat, die alle versorgt werden mussten. Somit ist unser Prozedurenkode einer von vielen, der OPS-Kode 5-794.k6 ist also eventuell für das System nur eine untergeordnete Prozedur und die resultierende DRG lautet nicht I21Z. Oder der Patient hat im Rahmen eines anderen medizinischen Ereignisses einen Sturz mit anschließender Versorgung des Handgelenkes erhalten. Im Vordergrund steht dabei z. B. die neurologische (Schlaganfall mit Sturz) oder internistische (Herzinfarkt mit Sturz) Grunderkrankung. Auch daraus resultiert eine andere Fallpauschale.

Um eine Kosten-Erlösrelation für die Radiusfraktur darzustellen, listen Sie also alle DRGs auf, in denen der Prozedurenkode 5-794.k6 verschlüsselt wurde und legen diese Ihren Unfallchirurgen vor. Sie werden gemeinsam erkennen, dass die I21Z zwar die häufigste, aber nicht die einzige DRG ist. Es werden DRGs enthalten sein, die mit einem »W« für Mehrfachverletzungen (Polytrauma) beginnen und bei denen durch die Verwendung weiterer Schrauben, Platten und Nägel höhere Sachkosten entstehen. Damit ist klar: wenn wir eine Sachbedarfsrentabilität für die Radiusfraktur ermitteln wollen, dürfen wir uns nicht auf die DRG I21Z beschränken.

Mit dieser Herleitung, die Sie gemeinsam mit ihren Unfallchirurgen angestellt haben, können Sie sich künftig auch über eine DRG unterhalten, deren Name nicht augenscheinlich zu der betrachteten Prozedur passt.

Im Kapitel 11.3 werden wir anhand von praktischen Beispielen herleiten, wie sich für konkrete medizinische Themen anhand der InEK-Kostenmatrix die Sachbedarfsrentabilität berechnen lässt. Voraussetzung ist die Kenntnis des InEK-Report-Browsers (► Kap. 11.2).

11.2 InEK Report-Browser

Für eine gemeinsame Besprechung mit den Ärzten und Pflegekräften sollten Sie immer den vom InEK veröffentlichten, aktuellen G-DRG-Report-Browser öffnen. In diesem Browser können sie nun die DRG I21Z aufrufen und kommen auf die Übersicht mit u. a. Bewertungsrelation, Verweildauer usw. Für die DRG I21Z sehen Sie die Darstellung in Abbildung 11.1. Im unteren Teil der Abbildung (▶ Abb. 11.1) sehen Sie vier Reiter. Gehen Sie ruhig zunächst auf den Reiter »Prozeduren« und zeigen Sie, dass der gemeinsam betrachtete Prozedurenkode sich recht weit oben in der Liste aller in diese Fallpauschale enthaltenen Kodes befindet (▶ Tab. 11.1).

Damit ist klar: Alle Beteiligten haben dieselbe Informationsbasis (DRG-Browser) vollkommen transparent vor sich liegen. Alle Beteiligten sprechen von dem gleichen Thema (OPS-Kode). Alle Beteiligten wissen aus der Verbrauchssteuerung, wie hoch die Kosten für eine Versorgung mittels winkelstabiler Platte an Ihrem Haus sind. Was nun noch fehlt, sind die Kosten für die Implantate aus der Fallpauschale. Dafür klicken Sie nun den Reiter »Kosten« an und sehen die in Tabelle 11.2 gezeigte Darstellung (▶ Tab. 11.2). Sie entspricht der in Kap. 3.4 beschriebenen InEK-Kostenmatrix.:

Praxistipp

Projizieren Sie diese InEK-Matrix an die Wand und gehen Sie bitte mit allen Beteiligten noch einmal die einzelnen Spalten und Zeilen durch! Wenn Sie mit dem Cursor über die Zeilennummerierung fahren, werden auch die Beschriftungen erkennbar. Spalte 5 sind die Implantate/ Transplantate. Allen Beteiligten ist sofort klar, dass diese Kosten hauptsächlich im OP-Bereich (Zeile 04) anfallen. Nur müssen Sie auf die Frage gefasst sein, warum auch in den Zeilen 08 (Endoskopische Diagnostik/ Therapie) und 09 (Radiologie) Implantatkosten enthalten sind. In unserem Beispiel nehmen Sie ganz pragmatisch alle Einzelposten und addieren Sie für den Zielpreis auf.

Als nächstes werden Sie erläutern müssen, warum es Arzneimittel (4a) und Arzneimittel (4b) gibt. Oder »Sonstige Sachkosten« dreimal (6a, 6b, 6c). Oder warum die Zeile 03 fehlt? Ganz ehrlich – wenn Sie diesen Punkt erreicht haben, ist Ihnen ein großer Durchbruch gelungen. Sie haben alle Beteiligten für die Nutzung der InEK-Kostenmatrix interessiert. Glückwunsch!

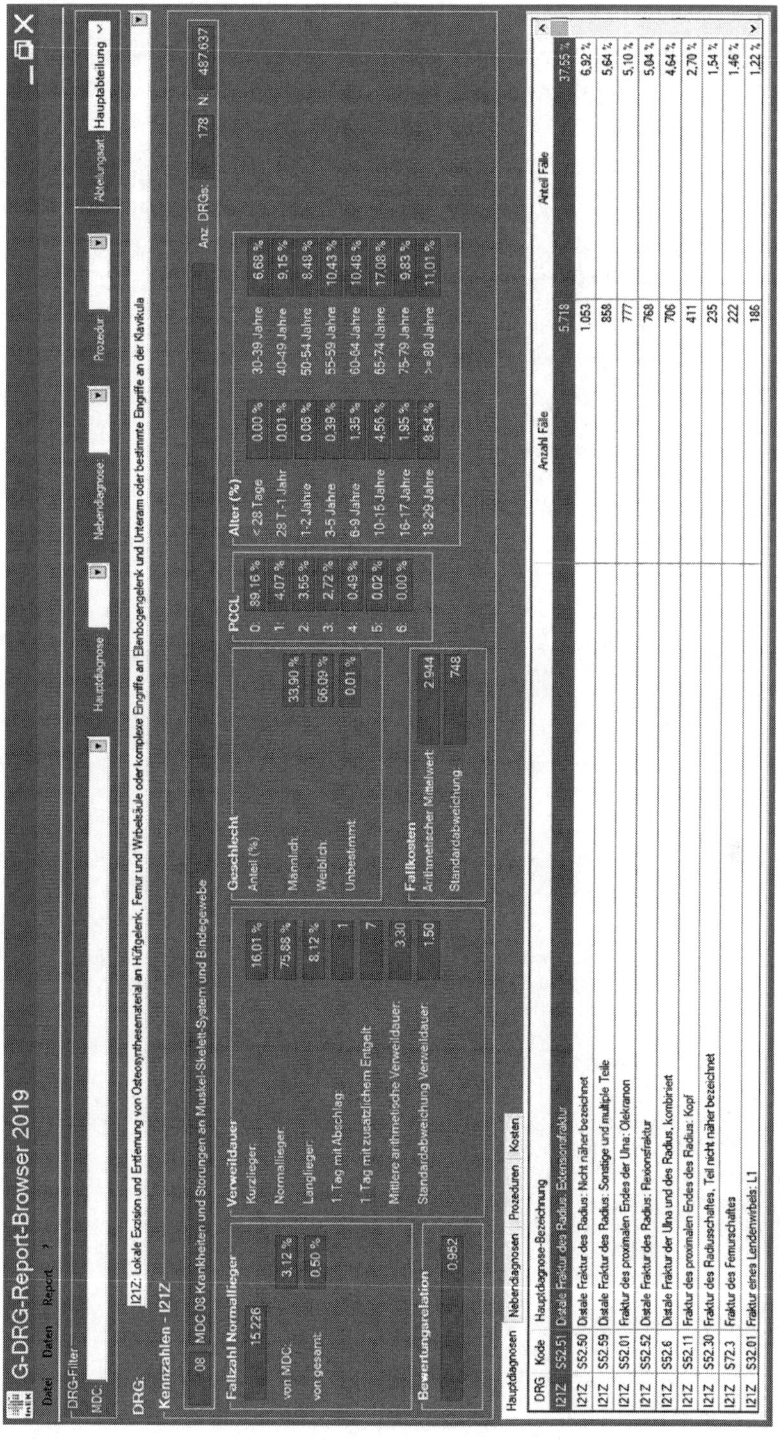

G-DRG-Report-Browser 2019

Datei Daten Report ?

DRG-Filter

MDC: | Hauptdiagnose | Nebendiagnose: | Prozedur | Abteilungsart: Hauptabteilung

DRG: I21Z: Lokale Exzision und Entfernung von Osteosynthesematerial an Hüftgelenk, Femur und Wirbelsäule oder komplexe Eingriffe an Ellenbogengelenk und Unterarm oder bestimmte Eingriffe an der Klavikula

Kennzahlen - I21Z

08 MDC 08 Krankheiten und Störungen an Muskel-Skelett-System und Bindegewebe | Anz. DRGs: 178 | N: 487.637

Fallzahl Normallieger

	15.226
von MDC:	3,12 %
von gesamt:	0,50 %

Bewertungsrelation

0,952

Verweildauer

Kurzlieger:	16,01 %
Normallieger:	75,88 %
Langlieger:	8,12 %
1. Tag mit Abschlag:	1
1. Tag mit zusätzlichem Entgelt:	7
Mittlere arithmetische Verweildauer:	3,30
Standardabweichung Verweildauer:	1,50

Geschlecht

Anteil (%)	
Männlich:	33,90 %
Weiblich:	66,09 %
Unbestimmt:	0,01 %

Fallkosten

Arithmetischer Mittelwert:	2.944
Standardabweichung:	748

PCCL

0:	89,16 %
1:	4,07 %
2:	3,55 %
3:	2,72 %
4:	0,49 %
5:	0,02 %
6:	0,00 %

Alter (%)

< 28 Tage	0,00 %	30-39 Jahre	6,68 %
28 T.-1 Jahr	0,01 %	40-49 Jahre	9,15 %
1-2 Jahre	0,06 %	50-54 Jahre	8,48 %
3-5 Jahre	0,39 %	55-59 Jahre	10,43 %
6-9 Jahre	1,35 %	60-64 Jahre	10,48 %
10-15 Jahre	4,56 %	65-74 Jahre	17,08 %
16-17 Jahre	1,95 %	75-79 Jahre	9,83 %
18-29 Jahre	8,54 %	>= 80 Jahre	11,01 %

Hauptdiagnosen | Nebendiagnosen | Prozeduren | Kosten

DRG	Kode	Hauptdiagnose-Bezeichnung	Anzahl Fälle	Anteil Fälle
I21Z	S52.51	Distale Fraktur des Radius: Extensionsfraktur	5.718	37,55 %
I21Z	S52.50	Distale Fraktur des Radius: Nicht näher bezeichnet	1.053	6,92 %
I21Z	S52.59	Distale Fraktur des Radius: Sonstige und multiple Teile	858	5,64 %
I21Z	S52.01	Fraktur des proximalen Endes der Ulna: Olekranon	777	5,10 %
I21Z	S52.52	Distale Fraktur des Radius: Flexionsfraktur	768	5,04 %
I21Z	S52.6	Distale Fraktur der Ulna und des Radius, kombiniert	706	4,64 %
I21Z	S52.11	Fraktur des proximalen Endes des Radius: Kopf	411	2,70 %
I21Z	S52.30	Fraktur des Radiusschaftes, Teil nicht näher bezeichnet	235	1,54 %
I21Z	S72.3	Fraktur des Femurschaftes	222	1,46 %
I21Z	S32.01	Fraktur eines Lendenwirbels: L1	186	1,22 %

Abb. 11.1: InEK Report Browser 2019, Darstellung der DRG I21Z

Tab. 11.1: Darstellung der häufigsten OPS je DRG aus dem Report Browser

I21Z Lokale Exzision und Entfernung von Osteosynthesematerial an Hüftgelenk, Femur und Wirbelsäule oder komplexe Eingriffe an Ellenbogengelenk und Unterarm oder bestimmte Eingriffe an der Klavikula						
DRG	**Kode**	**OPS-Bezeichnung**	**Anzahl Fälle**	**Anteil Fälle**	**Anzahl Nennungen**	**Anteil Nennungen**
I21Z	5-794.k6	Offene Reposition einer Mehrfragment-Fraktur im Gelenkbereich eines langen Röhrenknochens: Durch winkelstabile Platte: Radius distal	6.310	41,44 %	6.310	21,23 %
I21Z	5-793.k6	Offene Reposition einer einfachen Fraktur im Gelenkbereich eines langen Röhrenknochens: Durch winkelstabile Platte: Radius distal	1.832	12,03 %	1.832	6,17 %
I21Z	3-205	Native Computertomographie des Muskel-Skelett-Systems	1.553	10,20 %	1.643	5,53 %
I21Z	5-931.0	Art des verwendeten Knorpelersatz-, Knochenersatz- und Osteosynthesematerials: Hypoallergenes Material	1.096	7,20 %	1.097	3,69 %
I21Z	3-990	Computergestützte Bilddatenanalyse mit 3D-Auswertung	847	5,56 %	1.002	3,37 %
I21Z	5-839.0	Andere Operationen an der Wirbelsäule: Entfernung von Osteosynthesematerial	811	5,33 %	817	2,75 %
I21Z	5-794.26	Offene Reposition einer Mehrfragment-Fraktur im Gelenkbereich eines langen Röhrenknochens: Durch Platte: Radius distal	627	4,12 %	627	2,11 %
I21Z	5-793.36	Offene Reposition einer einfachen Fraktur im Gelenkbereich eines langen Röhrenknochens: Durch Platte: Radius distal	359	2,36 %	359	1,21 %
I21Z	8-919	Komplexe Akutschmerzbehandlung	352	2,31 %	353	1,19 %
I21Z	8-915	Injektion und Infusion eines Medikamentes an andere periphere Nerven zur Schmerztherapie	314	2,06 %	314	1,06 %

Tab. 11.2: Darstellung der InEK-Kostenmatrix im Report Browser

	Personalkosten			**Sachkosten**						**Personal- /Sachkosten**		
	Ärztlicher Dienst	**Pflegedienst**	**med.-techn. /Funktions dienst**	**Arzneimittel**		**Implantate**	**übriger medizinischer Bedarf**			**Infrastruktur med.**	**Infrastruktur nicht med.**	
				Gemeinkosten	**Einzelkosten**		**Gemeinkosten**	**Einzelkosten**	**Leistung durch Dritte**			
Fallkosten	**1**	**2**	**3**	**4a**	**4b**	**5**	**6a**	**6b**	**6c**	**7**	**8**	**Summe**
01. Normalstation	193,94	305,61	13,90	14,80	0,79	0,00	20,57	0,33	0,42	102,07	298,00	**950,43**
02. Intensivstation	2,10	4,06	0,04	0,31	0,00	0,00	0,55	0,00	0,01	0,87	2,13	**10,07**
04. OP-Bereich	261,04	0,00	226,05	8,23	0,62	256,79	122,46	36,08	3,41	144,80	168,81	**1228,29**
05. Anästhesie	221,70	0,00	147,29	12,55	1,52	0,00	41,28	0,45	0,87	28,44	64,87	**518,97**
07. Kardiologische Diagnostik / Therapie	0,01	0,00	0,00	0,00	0,00	0,00	0,00	0,00	0,00	0,00	0,01	**0,02**
08. Endoskopische Diagnostik / Therapie	0,04	0,00	0,05	0,00	0,01	0,02	0,02	0,00	0,00	0,02	0,03	**0,19**
09. Radiologie	17,62	0,00	20,45	0,25	0,01	0,03	2,94	0,05	7,68	7,85	12,67	**69,55**

Tab. 11.2: Darstellung der InEK-Kostenmatrix im Report Browser – Fortsetzung

	Personalkosten			Sachkosten						Personal- /Sach-kosten		
	Ärztlicher Dienst	Pflegedienst	med.-techn. /Funktions dienst	Arzneimittel		Implantate	übriger medizinischer Bedarf			Infrastruktur med.	Infrastruktur nicht med.	
				Gemeinkosten	Einzelkosten		Gemeinkosten	Einzelkosten	Leistung durch Dritte			
Fallkosten	**1**	**2**	**3**	**4a**	**4b**	**5**	**6a**	**6b**	**6c**	**7**	**8**	**Summe**
10. Laboratorien	1,08	0,00	7,73	0,29	0,15	0,00	5,65	0,04	5,41	0,92	2,83	**24,10**
11.Diagnostische Bereiche	4,83	0,06	4,41	0,09	0,00	0,00	0,62	0,01	0,07	0,74	2,72	**13,55**
12. Therapeutische Verfahren	1,34	0,10	24,74	0,04	0,00	0,00	0,46	0,35	3,23	1,20	8,59	**40,05**
13. Patientenaufnahme	28,46	5,82	27,70	0,87	0,02	0,00	3,48	0,01	0,01	5,22	17,33	**88,92**
Summe	**732,16**	**315,65**	**472,36**	**37,43**	**3,12**	**256,84**	**198,03**	**37,32**	**21,11**	**292,13**	**577,99**	**2944,14**

11.3 Verwendung der Vergütungssysteme zur Ermittlung der Sachkostenrentabilität: Zielkosten (target costing)

Wie können wir nun die Informationen aus der InEK-Kostenmatrix bzw. dem Report Browser und ZE-Katalog anwenden, um die Rentabilität von Sachkosten zu ermitteln?

Um die nachfolgend beschriebene Methodik besser zu verstehen, soll zunächst kurz der Begriff Zielkostenrechnung (*target costing*) erläutert werden. Unter *target costing* versteht man in der Betriebswirtschaftslehre ein Verfahren der Kostenplanung, das nicht auf die Kostenminimierung bei der Produktion abzielt. Der erzielbare Marktpreis des Produktes sowie die von den Kunden gewünschten Produktmerkmale bestimmen dessen Kostenstruktur (Hiller 2014).

Damit drängt sich das Prinzip des *target costing* für die Kostenplanung im Krankenhaus geradezu auf: Der erzielbare Preis des »Produktes«, also der DRG-Erlös, ist je Bundesland als Produkt aus dem der DRG zugeordneten Relativgewicht und dem jeweils gültigen Basisfallwert vorgegeben, und wir erwarten bei der Behandlung eine hohe Qualität als »gewünschtes Produktmerkmal«. Es bleibt uns also gar nichts anderes übrig, als die Kostenplanung an diesen Rahmenbedingungen auszurichten. Wie können wir nun die Zielkostenrechnung zur Analyse der Sachbedarfsrentabilität anwenden? Indem wir in drei Schritten

- zunächst aus den in der InEK-Matrix ausgewiesenen Kostenanteilen die *Erlöse für Sachkosten* in unserem Bundesland berechnen,
- anschließend aus den *Erlösen für Sachkosten* die *Zielkosten* herleiten und
- die ermittelten Zielkosten mit unseren *Ist-Kosten* vergleichen (▸ Kap. 7.3, Weiß und Leonhardt 2017).

Praxistipp

Es ist nicht erforderlich (und es wäre auch extrem aufwendig), für alle medizinisch denkbaren Konstellationen die nachfolgenden Berechnungen durchzuführen. Fangen Sie mit den häufigsten und sachkostenintensivsten Patientengruppen an! Sehr schnell werden Sie auf Ansätze zur Rentabilitätsverbesserung stoßen, die sich auch auf andere Indikationen anwenden lassen.

Nehmen wir zunächst ein relativ einfaches Beispiel: Wir möchten die Sachkostenrentabilität für die DRG K04Z »Große Eingriffe bei Adipositas« ermitteln. Bei den Operationen, die üblicherweise zu dieser DRG führen, spielen Klammernahtgeräte und Koagulationsinstrumente eine entscheidende Rolle. Diese Kosten werden in der Fallkostenkalkulation den Kostenartengruppen 6a und 6b zugeordnet. Dagegen werden nur in Ausnahmefällen Implantate (Kostenartengruppe 5) verwendet, – z. B., wenn neben dem Adipositas-Eingriff im gleichen Aufenthalt noch eine weitere

Operation durchgeführt wird. Für diese DRG gelten im Jahr 2019 laut Report-Browser / InEK-Kostenmatrix folgende Werte:

- Kostenanteil für die Kostenartengruppen 6a und 6b in Summe, Kostenstellengruppe OP: 2.064,14 €
- Gesamtkosten InEK-Kostenmatrix: 6331,52 €
- Bewertungsrelation: 2,016.

Wir möchten nun aus diesen Werten Zielkosten ermitteln und analysieren, ob unsere durchschnittlichen Ist-Kosten für den Sachbedarf im OP diesen Wert über- oder unterschreiten.

Der Matrixwert wird in der ersten Stufe auf das Erlösniveau des jeweiligen Bundeslandes umgerechnet – hier: NRW 2019; der Landesbasisfallwert beträgt 3.537,00 € (▶ Kap. 3.5, Landesbasisfallwert-Effekt). Zu diesem Zweck wird das Verhältnis des Sachbedarfsanteils zu den DRG-Gesamtkosten aus der Matrix mit dem Verhältnis des Erlösanteils zur DRG-Erlössumme gleichgesetzt:

$$\frac{\textit{Sachbedarfsanteil InEK Matrix}}{\textit{Gesamtkosten InEK Matrix}} = \frac{\textit{Erlösanteil für Sachbedarf}}{\textit{DRG Erlös}}$$

Wir lösen die Gleichung nach dem Erlösanteil auf:

$$\textit{Erlösanteil für Sachbedarf} = \frac{\textit{Sachbedarfsanteil InEK Matrix} \times \textit{DRG Erlös}}{\textit{Gesamtkosten InEK Matrix}}$$

Der DRG-Erlös ist gleich dem Produkt aus Bewertungsrelation und Basisfallwert

$$= \frac{\textit{Sachbedarfsanteil InEK Matrix} \times \textit{Bewertungsrelation} \times \textit{Landesbasisfallwert}}{\textit{Gesamtkosten InEK Matrix}}$$

$$= \frac{2.064{,}14\ € \times 2{,}016 \times 3.537{,}00\ €}{6331{,}52\ €}$$

$$= 2.324{,}66$$

Für die Behandlungsfälle mit der DRG K04Z ist also vom InEK ein Erlös in Höhe von 2.324,66 € für den Sachbedarf im OP »vorgesehen«. Falls in einem Krankenhaus die durchschnittlichen Kosten für den Sachbedarf diesen Wert überschreiten, könnte der Einsatz für diese Patientengruppe unwirtschaftlich sein. Der ermittelte Erlösanteil für den Sachbedarf entspricht aber noch nicht unseren Zielkosten, denn es gibt noch zwei wesentliche Einflussfaktoren.

- Bei der Ermittlung von Zielkosten ist eine wesentliche Rahmenbedingung der Krankenhausfinanzierung zu berücksichtigen, nämlich die nicht auskömmliche Finanzierung von Investitionskosten. Im Sinne der dualen Finanzierung werden die laufenden Kosten für die Patientenversorgung über DRGs von den Krankenkassen vergütet; für die Investitionen ist dagegen eine Finanzierung durch die Bundesländer gesetzlich vorgesehen. Die InEK-Kostenmatrix basiert, wie beschrieben, auf den Ist-Kosten der Kalkulationskrankenhäuser, allerdings folgerichtig *ohne* Investitionskosten. Da die von den Ländern zur Verfügung gestellten Mittel jedoch nicht ausreichen, müssen die Krankenhäuser einen Teil der Einnahmen aus DRGs für Investitionen verwenden (Quersubventionierung). Um aus den berechneten Erlösanteilen *Zielkosten* im Sinne eines *»target costing«* zu ermitteln, sind sie also um den Anteil zu bereinigen, der nicht für die Patientenversorgung verwendet werden kann. Wir nennen diesen Anteil hier Zielrendite und gehen in den nachfolgenden Berechnungsbeispielen von 10 % aus. Die Zielrendite könnte je nach Finanzlage, Trägerschaft (aus der sich ein durchaus höherer Ergebnisanspruch ergeben könnte) und Höhe des Investitionsstaus z. B. auch mit 7 % oder 12 % angesetzt werden. Im Ergebnis erhalten wir die Zielkosten, indem wir die errechneten Erlösanteile um die festgesetzte Zielrendite reduzieren. Für das obige Beispiel heißt das: Durchschnittliche Kosten für den med. Sachbedarf in Höhe des exakten Erlösanteils (2.324,66 €) sind unwirtschaftlich.

- Falls in der betrachteten Fallgruppe Artikel mit Zusatzentgelten abgerechnet werden, so wirkt sich dies dagegen erhöhend auf die Zielkosten aus, da es sich hierbei ja um Erlöse handelt, die in der InEK-Matrix nicht einkalkuliert sind. Auch bei diesen Erlösen ist die festgelegte Zielrendite anzuwenden.

Rechnen wir nun mit diesen beiden Einflussfaktoren weiter. Wir nehmen an, dass in einem Krankenhaus 200 Patienten mit der DRG K04Z behandelt wurden. Es wird eine Zielrendite in Höhe von 10 % des DRG- sowie des ZE-Erlöses veranschlagt. Bei 5 Patienten wurde ein ZE-relevantes Medizinprodukt im OP verwendet, der ZE-Erlös beträgt jeweils 3.000 €. Die Zielkosten für den med. Sachbedarf je Behandlungsfall berechnen sich wie folgt:

$$
\begin{aligned}
&\textit{Zielkosten für med. Sachbedarf} \\
&\quad = \textit{Erlös für Sachbedarf} \times (100\,\% - 10\,\%) \\
&\quad + \textit{ZE Erlös je Fall} \times (100\,\% - 10\,\%) \\
&= 2.324{,}66\,€ \times 90\,\% + (3.000\,€ \times 5\,/\,200 \times 90\,\%) = 2.159{,}69\,€
\end{aligned}
$$

Unter den gegebenen Voraussetzungen (Landesbasisfallwert, gegebene Zielrendite etc.) dürfen wir also bei der Erbringung der DRG-Leistung K04Z maximal 2.159,69 € für den medizinischen Sachbedarf im OP ausgeben, um nicht dauerhaft unwirtschaftlich zu behandeln.

Fassen wir die Schritte zur Ermittlung der Zielkosten für den medizinischen Sachbedarf aus dem Sachbedarfsanteil in der InEK-Matrix zusammen, so erhalten wir die folgende Formel:

$$\mathit{Zielkosten\ f\ddot{u}r\ med.\ Sachbedarf} = \frac{\mathit{Sachbedarfsanteil\ InEK\ Matrix} \times \mathit{Bewertungsrelation} \times \mathit{Landesbasisfallwert}}{\mathit{Gesamtkosten\ InEK\ Matrix}} \times (100\,\% - \mathit{Zielrendite}) + \mathit{ZE\ Erl\ddot{o}s\ je\ Fall} \times (100\,\% - \mathit{Zielrendite})$$

Betrachten wir nun noch ein etwas komplexeres Praxisbeispiel: wir möchten die Sachbedarfs-Zielkosten für eine häufige viszeralchirurgische Operation, nämlich die Rektumresektion, ermitteln. Die Sachkosten für diesen Eingriff ergeben sich größtenteils durch aufwendiges Klammernahtmaterial. Der Unterschied zum vorherigen Beispiel ist, dass sich die Behandlungsfälle hier auf mehrere DRGs verteilen.

Die häufigste Indikation für eine Rektumresektion ist eine bösartige Neubildung, und üblicherweise wird in diesen Fällen die DRG G17A (Bewertungsrelation in 2019: 3,602) angesteuert. Die Kosten in der InEK-Kostenmatrix für den med. Sachbedarf (Kostenartengruppen 6a und 6b) betragen im Jahr 2019 in der Kostenstellengruppe OP 1.535,58 €. Nach der obigen Formel könnten wir nun die Zielkosten für Rektumresektionen wie folgt ermitteln (nehmen wir an, ZE spielen hier keine Rolle):

Zielkosten für med. Bedarf

$$= \frac{1.535{,}58\ € \times 3{,}602 \times 3.537{,}00\ €}{11.166{,}86\ €} \times 90\,\% = 1.576{,}75\ €$$

Nun streuen aber die Behandlungsfälle, wie erwähnt, über verschiedene DRGs. Das liegt z. B. daran, dass im gleichen Aufenthalt neben der Rektumresektion weitere Eingriffe durchgeführt werden, dass eine postoperative Beatmung erforderlich ist oder dass eine aufwendige Vakuum-Wundtherapie erfolgt. Um die Fälle zu identifizieren, orientieren wir uns, wie in Kap. 11.1 beschrieben, an dem OPS-Kode. Dieser lautet für die Rektumresektion 5-484 oder 5-485.

Eine Aufstellung der Behandlungsfälle für diese OPS-Ziffern (▶ Tab. 11.3) zeigt dann z. B., dass bei 40 durchgeführten Rektumresektionen nur 23 Mal die DRG G17A abgerechnet wurde. Die anderen abgerechneten DRGs haben natürlich andere Sachbedarfskosten in der InEK-Matrix, andere DRG-Gesamtkosten und andere Bewertungsrelationen. Wir ermitteln nun für jede einzelne dieser DRGs die Zielkosten für medizinischen Sachbedarf im OP mit obiger Formel. Die Zielkosten für die Rektumresektion – über alle getroffenen DRGs – ist der Quotient aus den Gesamt-Zielkosten und der Fallzahl, hier also 53.201 € / 40 = 1.330 €.

Die Zielkosten für Rektumresektionen liegen hier um 247 € unter den Zielkosten für die »Standard-DRG« G17A, vgl. die fettgedruckten Angaben in der Tabelle 11.3 (▶ Tab. 11.3).

Tab. 11.3: Beispiel für die Herleitung von Zielkosten für Rektumresektionen

DRG	Fälle	Sachkosten-anteil im OP (InEK-Matrix)	Gesamt-kosten InEK	Bewer-tungs-relation	Erlösanteil für Sachbedarf im OP	Ziel-kosten	Zielkosten gesamt
801B	2	506 €	12.524 €	4,058	580 €	522 €	1.043 €
A13D	1	766 €	25.215 €	8,131	874 €	786 €	766 €
G04Z	3	570 €	12.086 €	3,919	654 €	589 €	1.711 €
G16B	5	1.244 €	13.952 €	4,514	1.424 €	1.282 €	6.222 €
G17A	23	1.536 €	11.167 €	3,602	1.752 €	**1.577 €**	35.318 €
G17B	5	1.257 €	9.187 €	2,966	1.435 €	1.292 €	6.285 €
G35Z	1	1.856 €	33.075 €	10,714	2.127 €	1.914 €	1.856 €
Gesamt	40						53.201 €
					Zielkosten je Fall Rektumresektion	**1.330 €**	
					Differenz zu G17A	**247 €**	

Nutzen Sie die detailliert hergeleiteten Zielkosten für den medizinischen Sachbedarf in Preisverhandlungen mit Medizinprodukteanbietern!

Für eine wirtschaftliche Leistungserbringung von Rektumresektionen streben wir also in diesem Beispiel an, Kosten in Höhe von 1.330 € je Eingriff für Sachkosten im OP nicht zu überschreiten.

11.4 Grenzen und Unschärfen bei der Anwendung der InEK-Kostenmatrix

Kommen wir nun zurück auf die Regeln für Kalkulationskrankenhäuser, die im InEK-Kalkulationshandbuch beschrieben sind. Denn wenn wir die Kalkulationsmethodik verstehen, so erkennen wir, welche Möglichkeiten und Beschränkungen für Rentabilitätsbetrachtungen existieren.

Im Kalkulationshandbuch wird detailliert vorgegeben, wie die im Krankenhaus definierten Konten genau einer der 11 Kostenartengruppen der InEK-Matrix zugeordnet werden. Es erfolgt also eine Verdichtung von Konten auf Kostenartengruppen. Für die 66-er Konten des medizinischen Bedarfs ist die Zuordnung wie folgt (► Tab. 11.4):

Tab. 11.4: Zuordnung der 66-er Konten des medizinischen Bedarfs

Bezeichnung	Konto	Kostenartengruppe
Arzneimittel (außer Implantate und Dialysebedarf)	6600	4a/b
Kosten der Lieferapotheke	6601	4a/b
Blut, Blutkonserven und Blutplasma	6602	4a/b
Verbandmittel, Heil- und Hilfsmittel	6603	6a/b
Ärztl. und pfleg. Verbrauchsmaterial, Instrumente	6604	6a/b
Narkose- und sonstiger OP-Bedarf	6606	6a/b
Bedarf für Röntgen- und Nuklearmedizin	6607	6a/b
Laborbedarf	6608	6a/b
Untersuchungen in fremden Instituten	6609	6c
Bedarf für EKG, EEG, Sonographie	6610	6a/b
Bedarf der physikalischen Therapie	6611	6a/b
Apothekenbedarf, Desinfektionsmaterial	6612	6a/b
Implantate	6613	5
Transplantate	6614	5
Dialysebedarf	6615	6a/b
Kosten für Krankentransporte	6616	7
Sonstiger med. Bedarf	6617	6a/b
Honorare für nicht im Krankenhaus angestellte Ärzte	6618	1/6c

Diese Verdichtung von Konten auf Kostenartengruppen führt in verschiedenen Bereichen zu Unschärfen.

Beispiel: Einige Krankenhäuser betreiben ein eigenes Labor, andere greifen auf externe Dienstleister zurück. In den Kalkulationskrankenhäusern mit eigenem Labor werden u. a. Personalkosten für den ärztlichen Dienst erfasst, also der Kostenartengruppe 1 zugeordnet. In Kalkulationskrankenhäusern ohne eigenes Labor werden dagegen keine Personalkosten gebucht, dafür sind die Kosten in der Kostenartengruppe 6c (Leistungen durch Dritte) höher. In der InEK-Matrix werden die Durchschnittskosten aller Kalkulationskrankenhäuser dargestellt, hier ist also nicht erkennbar, welche Personalkosten in Häusern mit eigenem Labor tatsächlich gemessen wurden. Wenn wir die Rentabilität im Laborbereich für unser Krankenhaus bewerten möchten, macht es also keinen Sinn, die Matrixzellen der Kostenstellengruppe 10 einzeln zu analysieren. Vielmehr wird man zu diesem Zweck lediglich die Summenzelle (Gesamtkosten für Laboratorien) verwenden.

Eine weitere Unschärfe ergibt sich durch den Einsatz von Honorarkräften, z. B. im ärztlichen und pflegerischen Dienst. Die Kosten hierfür werden – buchhalterisch korrekt – als Sachkosten gebucht. Damit ist ein Vergleich der in der InEK-Matrix vorgesehenen Sachkosten (bzw. der daraus abgeleiteten Zielkosten, ► Kap. 11.3) mit den tatsächlich im eigenen Haus angefallenen Sachkosten verfälscht. Dieser Effekt wurde durch das Kalkulationshandbuch Version 4.0, welches seit dem DRG-Jahr 2018 (Datenjahr 2016) Anwendung findet, abgemildert: Die Kosten für Honorarkräfte »verwässern« nun nicht mehr die Kostenartengruppen 6a und 6b für den medizinischen Bedarf, sondern werden der neu geschaffenen Kostenartengruppe 6c zugeordnet.

Im Kalkulationshandbuch ist darüber hinaus vorgeschrieben, wie Kostenstellen den in der Matrix definierten Kostenstellengruppen zugeordnet werden. Im Handbuch heißt es dazu:

»Die aufgeführten Kostenstellenbezeichnungen spiegeln beispielhaft die geübte Praxis der Krankenhäuser wider, wobei auch umgangssprachliche bzw. sich inhaltlich überschneidende Bezeichnungen aufgenommen sind.«

Schon aus dieser Formulierung wird klar, dass bei der Zuordnung ein erheblicher Ermessensspielraum für die Kalkulationshäuser besteht. Vorsicht also bei dem direkten Vergleich der im eigenen Haus gemessenen Ist-Kosten mit den in der InEK-Matrix ausgewiesenen, kostenstellen- bzw. kostenartbezogenen Kosten!

Beispiel: Kardiologische Interventionen werden in der Regel in der Funktionseinheit Koronarangiographie (Kostenstellengruppe 10) durchgeführt. Verfügt ein Krankenhaus über einen Hybrid-Operationssaal im Zentral-OP, so werden hier häufig ebenfalls kardiologische Interventionen durchgeführt. Die Sachkosten für diese Eingriffe werden dann vermutlich der Kostenstellengruppe 04 (OP-Bereich) zugeordnet.

Aus dem beschriebenen Ansatz zur Rentabilitätsbewertung wird klar, dass dieser umso aussagekräftiger ist, je genauer die Ist-Kosten je Fall nach Kostenarten- und Kostenstellengruppen in unserem jeweiligen Krankenhaus bekannt sind. Hier sind natürlich Kalkulationskrankenhäuser ganz klar im Vorteil, denn sie führen ja eine Fallkostenkalkulation nach InEK-Standard durch. Aber auch Nicht-Kalkulationshäuser können die InEK-Kostenmatrix entsprechend nutzen.

Ermitteln Sie nie isoliert die Rentabilität in Bezug auf eine einzelne Zelle der InEK-Kostenmatrix!

Grundsätzlich empfehlen wir stattdessen bei Rentabilitätsbetrachtungen, also bei dem Vergleich von Ist-Kosten mit aus der InEK-Matrix abgeleiteten Zielkosten, einen »Top-down-Ansatz«. Wir vergleichen also zunächst unsere Ist-Gesamtkosten einer Gruppe von Fällen (z. B. alle Fälle einer Fachabteilung, Fälle mit einer definierten OPS-Kodierung, Klinische Leistungsgruppe®, DRG…) mit dem auf Erlösniveau umgerechneten Summenwert in der InEK-Matrix bzw. mit den Zielkosten. Anschließend bewegen wir uns in der Summenspalte (für Kostenartengruppen) bzw. Summenzeile (für Kostenstellengruppen). Ein weiterer Drill-Down auf einzelne Zellen in der InEK-Matrix muss immer die oben beschriebenen Einschränkungen beachten.

11.5 Steuern mit den Ergebnissen der Rentabilitätsanalyse

Nun beginnt der eigentliche Teil der Steuerung, an dem sicher alle beteiligten Experten ihre Freude haben. Wir kommen wieder auf die Frakturversorgung zurück. Liegen die Kosten für die Implantate über den Zielkosten, so kann an mehreren Punkten angesetzt werden.

Als erstes denkt jeder an das Thema Preis. Können wir dieselben Implantate günstiger erhalten? Dies ist eine Aufgabe für den Einkäufer.

Die nächste Betrachtung wäre die Mengensteuerung – die in unserem Beispiel schon eine medizinische Diskussion lostritt. Brauche ich immer sieben Schrauben oder komme ich auch gelegentlich mit 6 Schrauben aus?

Die dritte Diskussionsebene liegt in der Produktsteuerung. Welche alternativen Schrauben-Platte-Systeme gibt es zu einem günstigeren Preis? Welche Bedingungen (z. B. Winkelstabilität) sollen erfüllt sein? Soll eine Versorgung ausschließlich von der Handrücken- oder auch von der Handflächenseite erfolgen? Die Antwort auf diese Fragen können sich die hauseigenen Experten – in diesem Fall der Arzt und der Einkauf – gemeinsam erarbeiten.

Der nächste Schritt wäre dann die theoretische Vorstellung mit anschließender praktischer Testung eines möglichen alternativen Produktes und ein eventueller Wechsel auf die medizinökonomisch sinnvollste Variante.

Am Ende werden sie gemeinsam einen Weg finden, der Ihren medizinisch-qualitativen und medizinökonomischen Anspruch erfüllt. Und wenn die Kosten dann doch noch über den Zielkosten liegen? Dann steigen Sie tiefer in das Thema ein und beleuchten den gesamten Behandlungsprozess – dazu kommen wir in Kapitel 12 (▸ Kap. 12). Gleichzeitig suchen Sie sich gemeinsam mit dem Unfallchirurgen das nächste Thema, bei dem die Kosten dann idealerweise unter den Erlösen liegen. Am Ende ist das Ziel ja die Refinanzierung sämtlicher Sachkosten.

> Nach 15 Jahren DRG-System haben noch nicht viele Ärzte die Feinheiten des DRG-Systems verstanden.

Praxistipp für Ärzte

Die Sorge einer Ökonomisierung der Medizin treibt viele Mediziner um. Diese Sorge kann Ihnen unser Buch auch nicht nehmen. Wir möchten Ihnen aber Instrumente zeigen und erklären, mit welchen Sie sinnvoll steuern können. Dazu zählt ganz eindeutig das DRG-System mit seiner InEK-Matrix.

Sie werden sicher monatlich von Ihrem Controlling über Leistungs- und Prozesskennzahlen wie Case-Mix-Punkte, Fallzahlen, Verweildauer etc. informiert. Je nach Qualität des Controlling-Berichtes können diese Informationen von Ihnen in der Prozesssteuerung genutzt werden. Dennoch fehlt Ihnen häufig ein Vergleichskollektiv. In der Kostensteuerung haben Sie nun mit der InEK-Matrix zumindest einen deutschlandweiten Vergleich der Kostenstruktur bei medizinischen Verbrauchsmaterialien. Und das InEK bietet Ihnen noch mehr. Auf der Homepage sind sämtliche Kalkulationshäuser namentlich aufgeführt. Dann nutzen Sie doch bitte auch die so eröffneten Möglichkeiten: erarbeiten Sie für die häufigsten Prozeduren gemeinsam mit der Pflege die Standardverbräuche und lassen Sie den Einkauf die Kosten dafür auflisten. Anschließend bitten Sie Ihr Medizincontrolling anhand der zu Grunde liegenden OPS-Kodes, die DRG mit den Sachkostenanteilen der InEK-Matrix zu ermitteln. Und dann nutzen Sie ihr Netzwerk aus Studienzeiten, aus Fachgremien oder auf Kongressen und fragen gezielt Kollegen nach ihrem Vorgehen bei den häufigsten Prozeduren. Das würden Sie bei rein medizinischen Fragestellungen sofort und ohne zu zögern tun. Warum dann nicht auch in medizinökonomischen Fragestellungen?

Praxistipp für das Medizincontrolling

Jeder Medizincontroller hat das DRG-System und seine Möglichkeiten sowie Einschränkungen bestens verstanden. Das bedeutet aber noch lange nicht, dass die ärztlichen und pflegerischen Kollegen im Haus dieses System ebenso beherrschen. Daher bringt es auch herzlich wenig, einmal im Jahr eine DRG-Schulung durchzuführen und den einzelnen Fachabteilungen den Katalogeffekt des aktuellen Jahres mitzuteilen. Dieser ist ja nicht beeinflussbar. Es bringt auch leider nicht viel, die Veränderungen des DRG-Systems jährlich in einer Powerpoint-Präsentation vorzuführen. Sie müssen bitte basaler beginnen. Zu Anfang bedeutet das für Sie sicher einen intensiveren Kontakt mit einzelnen Ärzten, die vielleicht nicht immer daran interessiert sind. Durch Beharrlichkeit und Kompetenz werden Sie aber am Ende des Tages dadurch Zeit sparen. Denn mit unserem System passiert folgendes: Sie kommen mit den Ärzten und Pflegekräften in einen intensiveren Dialog und werden Ihrerseits um Unterstützung gebeten.

Wenn den Medizinern klar wird, dass sie mit ihrem bisherigen Materialeinsatz in keine kostendeckende DRG gelangen, dann werden sie nicht gleich an Kostenreduktion denken. Vielmehr sind sie sehr interessiert zu erfahren, ob die erbrachte Leistung besser abgebildet werden könnte. Dabei soll es nicht um Upcoding gehen. Vielmehr wird die Sorge formuliert, dass die dokumentierten Prozeduren unzureichend präzise oder im schlimmsten Fall aus Unkenntnis gar nicht dokumentiert wurden. Da kommen Sie ins Spiel und können bei den häufigsten Eingriffen und Untersuchungen die exakten Kodes präsentieren und schulen. Das gleiche können Sie dann auf Nebendiagnosen ausweiten. Am Ende des Tages haben Sie weniger Arbeit durch eine bessere Dokumentation und werden auf dieser Basis eventuell sogar eine Erlössteigerung für die Abteilungen gemeinsam generieren können. Wäre das nicht genial?

Praxistipp für die Geschäftsführung

Sie pflegen einen intensiven und vertrauensvollen Umgang mit ihrem medizinischen Personal. Das ist gut. Dennoch werden Sie in betriebswirtschaftlich herausfordernden Zeiten Ihre Leistungsträger zu mehr Wirtschaftlichkeit ermahnen müssen. Dabei ist die InEK-Matrix in der Kostensteuerung der geeignete Parameter. Trotz 15 Jahren DRG-System wird dieses starke Instrument bislang von kaum einer Klinik in Deutschland für die Kostenoptimierung genutzt. Eine mögliche Erklärung dafür ist, dass die in der Gewinn- und Verlustrechnung (GuV) ausgewiesenen Erlöse aus Krankenhausleistungen und der Sachkostenblock nur dazu geeignet sind, die Kennzahl der Sachkostenquote zu bilden, die eine relativ geringe Aussagekraft hat. Insbesondere aber lassen sich auf dieser Ebene keine operativen Handlungsmöglichkeiten ableiten. Jede DRG-Fallpauschale enthält einen klar definierten Anteil für Sachkosten. Dieser ist in der so genannten InEK-Kostenmatrix auslesbar und dazu geeignet, Zielkosten zu ermitteln. Auf dieser Basis lässt sich im Benehmen mit dem medizinischen Personal steuern. Vor dem Hintergrund der partiellen Einführung des Selbstkostendeckungsprinzips für die Pflege wird die Intensivierung der Sachkostensteuerung zwingend erforderlich.

Als Kalkulationsbasis für den jeweiligen Sachkostenanteil dieser Matrix dienen die Echtkosten von rund 300 Kliniken in Deutschland. Somit sind die durchschnittlichen Kosten pro Prozedur deutschlandweit bekannt und transparent. Entwickeln Sie doch daraus Zielkosten für Ihre Diskussion mit den Medizinern und gleichen sie mit Ihren Ist-Kosten ab. Sollten Ihre Ist-Kosten von den Zielkosten abweichen, so können Sie klare Handlungsfelder definieren und bearbeiten. Das ist für alle Beteiligten nachvollziehbar und transparent.

11.6 Fakturierung von Zusatzentgelten

Zitat aus der Klinik

Geschäftsführer: »Die medizinischen Sachkosten sind in den letzten Jahren deutlich gestiegen. Leider spiegelt sich dies nicht in der Leistungsentwicklung wider. Die Kosten pro Case-Mix-Punkt gehen durch die Decke. Darauf muss ich reagieren.«

Natürlich müssen Sie aufmerksam werden, wenn die absoluten Kosten oder auch die Kosten pro Case-Mix-Punkt steigen. Gemäß unserer Logik ist diese Aufwandsbetrachtung der erste Schritt auf dem Weg zu einer ausgefeilten Sachkostensteuerung. In welcher Kostenart steigen die Kosten? Sind es Arzneimittel? Blut und blutnahe Produkte? Oder auch die Implantate?

Der zweite Schritt wäre nunmehr die Verbrauchsanalyse: Welche Artikel sind im Vergleich zu dem identen Vorjahreszeitraum gewachsen und welche Produkte sind komplett neu in den Verbrauchslisten aufgetaucht? Der dritte Schritt ist dann die Betrachtung der Refinanzierung. Dabei müssen besonders auch zusatzentgelt- oder NUB-fähige Produkte in den Fokus rücken (▸ Kap. 3.7).

Ein Beispiel: Sie haben erkannt, dass die Kosten in der Kostenart Arzneimittel um 200.000 € gestiegen sind. Die Verbrauchsanalyse hat ergeben, dass insbesondere ein spezielles Pilzmedikament (Antimykotikum) dafür verantwortlich ist. In dem Gespräch mit Ihrem Apotheker haben Sie die Rückmeldung erhalten, dass die internistische Intensivstation dieses Medikament vermehrt bestellt hat. Ihr Apotheker weiß sehr wohl, dass dieses Antimykotikum zusatzentgeltfähig ist und hat die Ärzte entsprechend sensibilisiert. Nur kann er ihnen nicht sagen, in welcher Höhe dieses theoretisch zusätzlich abzurechnende Medikament tatsächlich refinanziert ist.

Um diese Frage zu beantworten, ermitteln Sie für die regelmäßig eingesetzten zusatzengelt-relevanten Artikel eine Refinanzierungsquote. Das heißt, Sie setzen den ZE-Erlös ins Verhältnis zu den jeweiligen Ist-Kosten. Tabelle 11.5 zeigt beispielhaft eine entsprechende Analyse (▸ Tab. 11.5).

Tab. 11.5: Zusatzentgelt-Refinanzierungsquote

	ZE	Name	2019			
			Q1	Q2	Q3	Q4
Aufwand		Thrombozytenkonzentrat	65.102			
		Micafungin	32.898			
		PPSB 500	30.425			
Erlös*	ZE 164	Gabe von pathogen inaktivierten Thrombozytenkonzentraten	62.158			
	ZE 128	Gabe von Micafungin, parenteral	31.812			
	ZE 30	Gabe von Prothrombinkomplex, parenteral	3.651			
Refinanzierung	ZE 164	Gabe von pathogen inaktivierten Thrombozytenkonzentraten	95 %			
	ZE 128	Gabe von Micafungin, parenteral	97 %			
	ZE 30	Gabe von Prothrombinkomplex, parenteral	12 %			

*Überlieger 2018 sind berücksichtigt

Nehmen wir an, die Refinanzierungsquote beträgt 81 %. Ist das nun gut? Zumindest gibt es offensichtlich einen Prozess, der zusatzentgeltfähige Medikamente erfasst und in die Abrechnung bringt.

Praxistipp

Berücksichtigen müssen Sie bei der Auswertung, dass zu dem Zeitpunkt der Abfrage die Kosten bereits verbucht sind. Durch verlängerte Verweildauern und komplizierte Verläufe kann es allerdings sein, dass noch nicht alle antimykotisch behandelten Patienten tatsächlich bereits entlassen sind. Somit könnten Kosten (Materialwirtschaft) und Erlöse (§ 21-Datensatz) nicht übereinstimmen. Dennoch sollte sie eine Quote von weniger als 92 % generell hellhörig machen.

Gerade bei Pilzmedikamenten ist die Verabreichung nicht auf einen Behandlungsort beschränkt. Der Beginn der Therapie könnte auf der Intensivstation erfolgt sein. Anschließend ist der Patient dann auf eine Normalstation verlegt worden und die antimykotische Behandlung wurde dort fortgeführt. Nun muss die Frage lauten, ob es in der Schnittstelle zwischen Intensivstation und Normalstation einen Bruch in der Dokumentation gibt. Bei den meisten Medikamenten wird erst nach Abschluss der Behandlung die insgesamt verabreichte Dosis verschlüsselt und abgerechnet. Fehlen Gaben in der Dokumentation, so führt dies zu einer falsch niedrigen Gesamtmenge und somit zu einer falsch niedrigen Abrechnung bzw. Refinanzierung.

Ein weiterer Grund für eine Refinanzierungslücke können MDK-Anfragen sein. Bemängelt der MDK dieses spezielle Medikament zunehmend aufgrund vorhandener Alternativen und streicht ggf. das Zusatzentgelt? In diesem Fall müssen Sie dies den behandelnden Ärzten zügig rückmelden und – neben einer medizinischen Stellungnahme gegenüber dem MDK – den Einsatz alternativer Präparate diskutieren.

Praxistipp

Insbesondere in Bereichen mit häufigem Einsatz von zusatzentgeltfähigen Produkten ist zur Absicherung einer korrekten Abrechnung eine intensive Betreuung durch geschulte Kodierfachkräfte wertvoll. Die Kodierfachkräfte sollten definierte Ansprechpartner auf Seiten der Ärzte und Pflegekräfte haben und sich regelmäßig mit ihnen z. B. im Rahmen einer Kurvenvisite austauschen. Zu diesen Bereichen gehören Intensivstationen und Abteilungen, in denen Krebspatienten behandelt werden.

Noch deutlicher wird die Schnittstellen- und Dokumentationsproblematik in einer Notfallsituation. Bemühen wir die zweite auffällige Kostenart: Blut und blutnahe Arzneimittel. Sie haben erkannt, dass das Medikament PPSB (Blutfaktoren II, VII, IX, X) deutlich häufiger als im Vorjahr eingesetzt wird. Gleichzeitig haben sich aber auch die Schockraumzahlen erhöht. Bei der Refinanzierungsbetrachtung erkennt Ihr Medizincontrolling, dass die Refinanzierungsquote bei lediglich 7 % liegt. Ist das wirklich so dramatisch, wie es aussieht? Schließlich haben wir doch beschrieben, dass eine Refinanzierungsquote unter 92 % Sie hellhörig werden lassen sollte? In diesem Fall verhält es sich anders.

Es gibt Zusatzentgelte wie das PPSB, die erst ab einer gewissen Grenze abgerechnet werden dürfen. In diesem Fall sind es 3.500 IE. (Internationale Einheiten). Diese Dosierung wird nicht oft erreicht. Dennoch scheinen die 7 % sehr gering. Was könnte die Ursache sein? Auch hier dürften Schnittstellenprobleme eine große Rolle spielen. Die Gabe von PPSB erfolgt während der Behandlung in mehreren Bereichen. Dazu zählen ggf. der Schockraum, der OP und die Intensivstation.

In einer zeitkritischen Notfallsituation denken die Beteiligten an sehr viele medizinische Aspekte. Die Dokumentation der verabreichten Medikamente erfolgt äußerst gewissenhaft und vollständig. Dennoch kann es für den entlassenden (Assistenz-)Arzt oder die Kodierfachkräfte am Ende des gesamten stationären Aufenthaltes sehr mühsam sein, aus den verschiedenen Dokumentationsbögen und Computereinträgen die tatsächlich verabreichte Menge an PPSB herauszulesen. Machen Sie allen Beteiligten klar, dass sich diese Mühe lohnt!

Erheben Sie regelmäßig die Refinanzierungsquote von Zusatzentgelten!

Wenn Sie regelmäßig die Refinanzierungsquote von Zusatzentgelten kontrollieren und dadurch eine unvollständige Dokumentation erkennen, hilft dies in mehrerlei Hinsicht weiter. Zum einen können Sie die Krankenhausrechnung korrigieren und die fehlenden Zusatzentgelte nachfordern. Aber Vorsicht! Dies wird zukünftig voraussichtlich durch eine Gesetzesänderung nicht mehr möglich sein. Umso wichtiger ist es, dass Sie durch dieses Instrument den Prozess der Dokumentation und Abrechnung schärfen und die Achtsamkeit bei allen Beteiligten erhöhen.

Bedenken Sie bei der Analyse der Refinanzierungsquoten auch, dass durch die Zusatzentgelte häufig nicht die Ist-Kosten des jeweiligen Artikels, sondern die Differenz zu dem in die DRG hineinkalkulierten Produkts finanziert werden soll. Um im Beispiel zu bleiben: bei Einsatz eines zusatzentgelt-relevanten Antimykotikums sparen Sie die Kosten für ein alternatives Medikament (▶ Kap. 3.7).

Verschiedene medizinische Leistungen werden durch eine Kombination aus DRG-Erlösen und Zusatzentgelten refinanziert. Ein gutes Beispiel sind bestimmte Implantate. Nehmen wir an, Sie beobachten einen Kostenanstieg z. B. für Schulterprothesen bei konstanter Anzahl von Oberarmbrüchen. Das spiegelt einen aktuellen medizinischen Trend wider, nämlich die zunehmende Versorgung von Schulterfrakturen mit so genannten modularen (aus mehreren Bausteinen bestehenden) Endoprothesen. Wichtig ist in diesem Fall, dass sämtliche Komponenten bei der Berechnung der Refinanzierung mitbetrachtet werden. Durch eine exakte Kombination verschiedener OPS-Kodes werden die sachgerechten DRG- und Zusatzentgelt-Positionen angesteuert. Das heißt: Die Mediziner müssen wissen, was eine »modulare Endoprothese« im Abrechnungssinn ist – das deckt sich nicht unbedingt mit dem, was der Operateur unter diesem Begriff versteht. Die Kodierfachkräfte müssen die richtigen OPS-Kombinationen kennen und anwenden. Die Controller müssen analysieren, wie sich die Rentabilität des Eingriffs unter Berücksichtigung von DRG-Erlösanteilen und Zusatzentgelten darstellt. Entscheidend ist also, dass alle Beteiligten ein gemeinsames Verständnis der medizinischen, abrechnungstechnischen und wirtschaftlichen Aspekte bei diesem komplexen Thema entwickeln.

Praxistipp Medizincontrolling

In der Regel haben die Operateure sich auf den Computern im OP für die Dokumentation eine fachspezifische Maske anlegen lassen, in der die häufig verwendeten Prozedurenkodes hinterlegt sind. Prüfen Sie bitte regelmäßig, aber mindestens einmal zu Jahresbeginn gemeinsam mit den Operateuren diese Prozedurenkodes auf Abrechnungsrelevanz. Gemeint sind nicht nur die zusatzentgeltrelevanten Kodes. Wir sprechen auch von Prozedurenkodes, die bei einem Fehlen zu einer schlechten Abbildung der tatsächlich erbrachten operativen Leistung führen.

11.7 Grenzen der rentabilitätsorientierten Steuerung

Mit der rentabilitätsorientierten Steuerung von medizinischen Sachkosten haben wir uns ein enorm wirksames Instrument erarbeitet. Bei dieser Steuerung sind nicht nur die Verbräuche, sondern vor allem die medizinische Leistung und die Refinanzierung der eingesetzten Materialien in den Fokus gerückt. Dennoch hat auch dieser dritte Schritt der Sachkostensteuerung seine Grenzen.

Zitat aus der Klinik

Oberarzt: »Mit der teuren Koagulationsschere bin ich aber rund 30 Minuten schneller mit der Operation fertig. Die eingesparte OP-Zeit müssen sie doch auch mit einkalkulieren.«

Tatsächlich haben wir uns in der dritten Stufe der Sachkostensteuerung Scheuklappen aufgesetzt und nur den Wareneinsatz und die Refinanzierung von medizinischen Prozeduren angeschaut. Den Einfluss von bestimmten Artikeln und Methoden auf die medizinische Prozessgeschwindigkeit haben wir bislang ausgeklammert. Gemeinsam mit dem Oberarzt darf man in der Diskussion sicher hinterfragen, ob die 30 Minuten der Realität entsprechen oder gefühlte Evidenz sind. Um die Aussage auf eine Zahlen-, Daten- und Fakten-Basis zu heben, müsste man die Schnitt-Naht-Zeiten der alternativen Operationsmethoden (mit und ohne Koagulationsinstrument) analysieren. Idealerweise betrachtet man in einer solchen Analyse nicht nur das eigene Haus, sondern kann einen Vergleich mit anderen Kliniken in Deutschland anstellen. Auch wenn sich die 30 Minuten OP-Zeit Verkürzung bestätigen, bleibt noch die Frage, ob dadurch eine weitere Operation in dem Saal durchgeführt werden kann oder der Saal einfach früher stillsteht.

Sie sehen, wir steigen nun wirklich tief in die medizin-prozessuale Betrachtung ein. Und das ist auch gut so. Denn wenn Sie in der Diskussion mit Ihren Leistungserbringern so weit gekommen sind, dann ist die Steuerung von medizinischen

Sachkosten in Ihrer Klinik akzeptiert und implementiert. Ihre Ärzte und Pflegekräfte beschäftigen sich nunmehr intensiv mit Optimierungsmöglichkeiten. Der logische nächste Schritt ist also, dass wir unsere Sachkosten-Scheuklappen abnehmen und uns mit den medizinischen Prozessoptimierungen beschäftigen. Die Sachkosten dienen in diesem vierten Schritt eher als Vehikel oder Absprungbasis, um in die medizinische Prozessdiskussion einzusteigen.

12 Schritt 4: Steuerung der medizinischen Prozesse

Durch die ersten drei Schritte unserer empfohlenen Sachkostensteuerung haben Sie die Voraussetzungen geschaffen, um nun die Steuerung der medizinischen Prozesse anzugehen. Durch die Aufwands- und Verbrauchssteuerung haben Sie eine regelmäßige Kommunikationsplattform errichtet, die interdisziplinär und multiprofessionell mit hauseigenen Experten besetzt ist. Ärzte, Pflegekräfte, das Controlling, der Einkauf, die Apotheke und die Geschäftsführung pflegen ab jetzt als Beteiligte eine regelmäßige inhaltliche Diskussion zu Kostenthemen. Darüber hinaus haben Sie mit der rentabilitätsorientierten Steuerung die Refinanzierung der eingesetzten Materialien beleuchtet.

Von hier aus bis hin zu den medizinischen Prozessen ist es nur noch ein kleiner Schritt.

12.1 Verweildauer als Steuerungsgröße

Aus medizinischer Sicht sind Prozesse gut, wenn sie zu einer angemessenen Versorgungsqualität führen. Aus einer wirtschaftlichen Perspektive sind diejenigen Prozesse gut, mit denen das gewünschte medizinische Ergebnis mit angemessenem Ressourcenaufwand erreicht wird. Beide Ansprüche – medizinischer und wirtschaftlicher Erfolg – schließen sich nicht aus.

Der Weg des Patienten durch unser Krankenhaus ist eine Aneinanderreihung verschiedener Teilprozesse, z. B. vorstationäre Diagnostik, perioperative Abläufe, Nachsorgeplanung usw. Wenn diese Abläufe reibungslos funktionieren, wirkt sich dies in aller Regel auf die stationäre Verweildauer der Patienten aus.

Praxistipp für Controller

Stellen Sie nicht die absolute, sondern die relative Verweildauer – also das Verhältnis der Ist-Verweildauer zur mittleren DRG-Verweildauer der Behandlungsfälle – im regelmäßigen Berichtswesen dar! Die Vorteile: diese Kennzahl berücksichtigt das individuelle Fallspektrum und die jährlich sinkenden DRG-Grenzverweildauern, und sie gibt deutliche Hinweise darauf, ob die Verweildauern im bundesweiten

Vergleich eher über- oder unterdurchschnittlich sind. Sie ist damit ein guter Marker für unsere allgemeine Prozessqualität.

Unter wirtschaftlichen Gesichtspunkten müssen wir anstreben, dass der Großteil unserer Patienten zwischen der unteren und der mittleren Verweildauer der jeweiligen Fallpauschale entlassen werden kann. Wir sprechen hier nicht von Sonderfällen mit Komplikationen, schwierigen Verläufen usw., sondern vom »Regelfall«.

Es geht darum, die Stellschrauben zu identifizieren, die zu glatteren Abläufen, damit zu besserer Wirtschaftlichkeit *und* zu besserer Behandlungsqualität führen. Kein Patient wartet gerne mehrere Tage auf eine diagnostische Maßnahme oder eine interne Verlegung, und niemand möchte unnötige radiologische oder gar operative Maßnahmen über sich ergehen lassen.

Vielleicht werden Sie sich fragen: Was hat das mit Sachkosten zu tun? Nun, Sie werden es in den Sachkostendialogen immer wieder erleben, dass Sie von einer reinen Aufwands- oder Rentabilitätsbetrachtung sehr schnell auf die medizinischen Abläufe zu sprechen kommen. Das ist gut so, und Sie sollten das interdisziplinäre Forum unbedingt nutzen, um genau hier anzusetzen. Vermutlich gelingt Ihnen im Team die Entwicklung und Realisierung neuer Prozessschritte, die dazu geeignet sind, Zeit und Geld gegenüber der bisherigen Vorgehensweise zu sparen.

Ein gutes Beispiel für die unmittelbare Beeinflussung der Verweildauer durch eine sinnvolle Sachbedarfssteuerung ist die antibiotische Behandlung von Infektionen. Bei schwereren Infekten ist häufig die Gabe eines intravenös applizierten Antibiotikums erforderlich. Bezüglich der Indikation und der Auswahl des passenden Medikamentes gibt es in den meisten Krankenhäusern einen Antibiotikaleitfaden. Nach Einleitung der Therapie stellt sich dann häufig die Frage, zu welchem Zeitpunkt die Therapie »oralisiert«, also auf Tablettenform umgestellt werden kann. Diese Frage wird meist einzelfallbezogen aufgrund des Krankheitsverlaufs entschieden. Eine zu späte Oralisierung führt nicht nur zu erhöhten Kosten – die intravenöse Applikation ist in der Regel deutlich teurer als die orale – sondern auch zu verlängerter Verweildauer. Es ist daher nicht nur aus medizinischer, sondern auch aus ökonomischer Sicht sinnvoll, die Therapiesteuerung bei Infekten z. B. durch ein sog. Antibiotic Stewardship (ABS)-Konzept zu professionalisieren.

Wie gesagt: Die relative Verweildauer ist ein guter, aber doch recht grober Parameter für die allgemeine Prozessqualität. Selbstverständlich gibt es viele weitere Möglichkeiten, (Teil-)Prozesse zu bewerten (Falcon und Leonhardt, 2019). Die durchschnittliche Wartezeit auf radiologische Untersuchungen wäre so ein Indikator oder die Wiederaufnahmerate auf die Intensivstation. Speziell für den OP gibt es eine Fülle an Prozessindikatoren, wie z. B. die Auslastung, die morgendliche Pünktlichkeit oder den Anteil abgesetzter Operationen.

12.2 Prozessoptimierung durch Standardisierung

Ein Beispiel für eine radikale Prozessänderung ist die Einführung prozedurenorientierter OP-Sets. So werden die für einen Eingriffstyp, z. B. die Operation eines Nabelbruchs, notwendigen Materialien in einem kompletten Set eingekauft, d. h. auch extern in eine Plastiktüte eingepackt und so in den OP geliefert. Damit entfällt eine Reihe von Arbeitsschritten in der kompletten internen Logistikkette des Krankenhauses. Ob sich das lohnt, muss im Einzelnen festgestellt werden.

Praxistipp

Dem Einkaufspreis des Sets (inkl. des ggf. zusätzlichen Verwurfs) wäre im ersten Schritt die Summe der bisherigen Einzelpreise (durchschnittlicher Verbrauch für die Prozedur) gegenüberzustellen. Im zweiten Schritt sind dann die für das Krankenhaus im Prozess entstehenden Vorteile zu ermitteln. Das sind vor allem reale Zeitersparnisse im Bestellprozess für die verantwortliche Pflegekraft und in der Vorbereitung des Eingriffs durch das OP-Pflegepersonal. Wirksam dürften diese Vorteile aber erst dann werden, wenn Sets für eine nennenswerte Anzahl von Eingriffen definiert sind. Der Vorteil muss natürlich auch umsetzbar sein, entweder durch die Reduzierung von Personalkosten oder durch einen produktiven Einsatz der freiwerdenden Ressourcen. Liegt nun der Set-Einkaufspreis (inkl. Verwurf) abzüglich der realisierbaren Einsparungen aus der Prozessverbesserung unter dem bisherigen Preis der einzeln eingekauften Produkte, so ist die Umstellung wirtschaftlich sinnvoll.

Bei der Diskussion um klinische Abläufe und deren Standardisierung geht es also im Kern um die Frage, wie ein medizinisches sinnvolles Vorgehen mit wirtschaftlich verträglichem Ressourceneinsatz gelingen kann und so medizinische Evidenz und Ökonomie unter einen Hut gebracht werden.

Sie werden erleben, dass häufig weitere Aspekte zur Sprache kommen, z. B. Patientensicherheit oder Mitarbeiterzufriedenheit. Ein Beispiel ist die Frage, wie wir bei operierten Patienten die Thromboseprophylaxe mit Heparin durchführen. Zur Verfügung stehen Einwegspritzen oder sogenannte Multi-Dose-Flaschen. Bei letzteren wird die benötigte Menge von der Stationspflege mit einer Kanüle in eine Standardspritze übertragen (»aufgezogen«) und anschließend dem Patienten injiziert.

Je nach Präparat kann der Preis für Multidose-Flaschen deutlich unter dem der entsprechenden Menge Einwegspritzen liegen. Es liegt aber auf der Hand, dass das Multidoseverfahren zeitaufwendiger und anfälliger für Fehldosierungen ist. Zudem besteht für die Pflegekraft eine erhöhte Verletzungsgefahr.

Die Entscheidung, welche Applikationsform zum Standard werden soll, muss also – wie so häufig bei strategischen und operativen Entscheidungen im Krankenhaus – nach Abwägung unterschiedlicher Perspektiven getroffen werden: medizinische Evidenz, die Sicht der Mitarbeiter, Aspekte der Patientensicherheit und Wirtschaftlichkeit.

Zitat aus der Klinik

Chefarzt: »Den hohen Antibiotikaverbrauch bei unseren Pneumonie-Patienten kann ich gut erklären. Wir haben immer wieder sehr schwere Verläufe. Erst gerade haben wir wieder eine Häufung.«

Ein großer Vorteil der im letzten Kapitel beschriebenen Methodik zur Rentabilitätsmessung ist es, dass die Fallschwere durch die DRG-bezogene Betrachtung einbezogen wird. Selbst wenn in diesem Beispiel also die Patienten aus Sicht des Mediziners in der betroffenen Abteilung schwerer betroffen sein sollten als im Bundesdurchschnitt – was an sich schon ungewöhnlich wäre – so würde sich der daraus resultierende Mehraufwand auch in den Zielkosten wiederfinden. Weder die Fallzahl noch die Schwere der Erkrankung im Einzelfall erklärt also eine niedrige Rentabilität. Wir sollten versuchen, gemeinsam Prozessthemen zu finden, mit denen die Rentabilität bei mindestens gleich guter medizinischer Behandlung verbessert wird. Um bei diesem Beispiel zu bleiben: Ist unser Antiinfektiva-Leitfaden auf dem aktuellen Stand? Überprüfen unsere Infektiologen und Apotheker regelmäßig die Therapie? Gibt es einen klinischen Pfad, in dem die Verlaufsuntersuchungen genau festgelegt werden?

12.3 Steuerung von Sekundärleistungen

Weitere prozessrelevante Ansätze finden sich regelmäßig in der Analyse der Sekundärleistungen. Das sind die Leistungen, die in einer mittelbaren Leistungsbeziehung zum Patienten stehen, wie z. B. Labor-, Radiologie-, Pathologie und Physiotherapieleistungen.

Praxistipp

Fragen Sie einmal Ihre Chefärzte, ob aus ihrer Sicht tendenziell eher zu viel oder zu wenig Labor- und Radiologiediagnostik angeordnet wird. Mit großer Wahrscheinlichkeit lautet die Antwort: zu viel.

In diesem Kapitel wird die Steuerung der Sekundärleistungen am Beispiel der Labor- und Radiologiekosten beschrieben.

Zitat aus der Klinik

Oberarzt: »Es wundert mich nicht, dass wir bei der Thrombosebehandlung viel mehr Geld für Laboruntersuchungen ausgeben als die DRG für uns vorsieht. Manche unserer Assistenzärzte machen bei diesen Patienten eine sehr ausführliche Thrombophilie-Diagnostik.«

Schon sind wir, ausgehend von der Rentabilität, bei den klinischen Prozessen angekommen. Sehr häufig geht es, wie in diesem Beispiel, um deren Standardisierung. Es gibt für zahlreiche diagnostische und therapeutische Fragestellungen Empfehlungen, klinische Standards oder Leitlinien. Diese sind allerdings manchmal nur den erfahrenen Fachärzten bekannt, und es fehlt eine hausinterne Standardisierung auf Basis der medizinischen Evidenz.

Im Beispiel würde das bedeuten: Als Hausaufgabe aus dem Sachkostendialog wird der Oberarzt einen Standard zur Labordiagnostik für Thrombosepatienten formulieren. Dabei wird er einerseits die verfügbare medizinische Evidenz berücksichtigen, andererseits auch lokale Besonderheiten. Welche Labor(-kontroll-)leistungen können z. B. im ambulanten Bereich durch ein kooperierendes MVZ erbracht werden?

Erfahrungsgemäß lassen sich in vielen Bereichen Laborkosten durch die Einführung der Sachkostensteuerung deutlich reduzieren, ohne die Versorgungsqualität zu reduzieren. Die Ursachen hierfür sind vielfältig, hier eine kleine Auswahl.

- Der einzelne Laborparameter kostet nicht viel, und so macht man sich bei der Anforderung nicht viel Gedanken um die Wirtschaftlichkeit. Die Menge macht's, und auch Routineanforderungen wie Blutbild- oder Elektrolytbestimmungen addieren sich über das Jahr zu erheblichen Beträgen.
- Die Kosten für einzelne Laborparameter sind den anfordernden Personen in aller Regel nicht bekannt.
- Gerade die eher unerfahreneren Ärzte in konservativen Abteilungen möchten bei Patienten mit unklaren Befunden verständlicherweise nichts übersehen. Daher wird lieber ein Laborparameter zu viel als zu wenig angefordert.
- In vielen Krankenhausinformationssystemen (KIS) sind – oftmals historisch gewachsen – zahlreiche Laborprofile hinterlegt. Das erleichtert die unreflektierte Anforderung im Sinne einer »Gießkannendiagnostik«.
- Im Zuge der medizinischen Entwicklung werden auch Laborparameter hin und wieder für bestimmte Indikationen obsolet. Dennoch werden sie häufig aus Gewohnheit (mit-)bestimmt. Ein Beispiel ist die Bestimmung des Harnstoffs im Serum. Es gibt mehrere gute Gründe, diesen Wert zu messen. Aber der häufigste Grund, aus dem Harnstoff angefordert wird, ist die Verlaufskontrolle einer Nierenerkrankung. Und gerade dafür braucht man den Wert meistens nicht.

Welche Möglichkeiten gibt es also, eine medizinisch sinnvolle und wirtschaftlich verträgliche Labordiagnostik zu etablieren?

An erster Stelle steht, wie schon erwähnt, die Standardisierung. Dazu gehören neben internen Vorgaben (siehe obiges Beispiel) auch die Entrümpelung der Laborprofile im KIS. Sie werden staunen, wie viele Profile man nicht mehr benötigt und wie viele deutlich reduziert werden können. Selbstverständlich darf die Straffung nicht so weit gehen, dass Patienten eine sinnvolle Diagnostik vorenthalten wird. Idealerweise sollten auch bei diesem Thema klinische Mediziner, Medizincontroller und Ökonomen gemeinsam aktiv werden.

Eine zweite Möglichkeit, Laborkosten zu reduzieren, ist der sinnvolle Einsatz von stufendiagnostischen Verfahren. In vielen Fällen lässt sich die »Gießkannendiagnostik« durch solche Verfahren ersetzen. Ein häufig genanntes, einfaches Beispiel ist

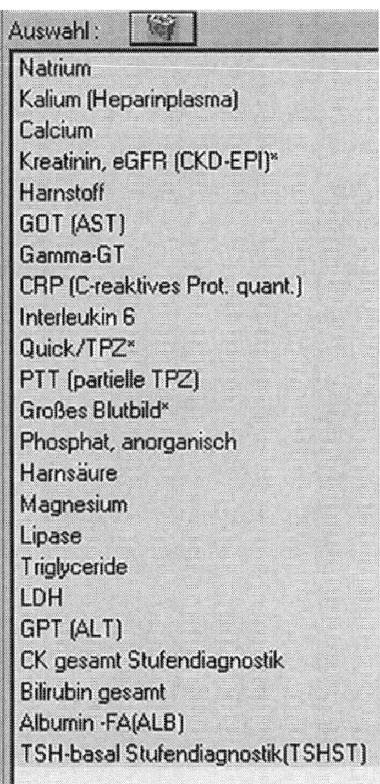

Abb. 12.1: Beispiel für ein ausführliches Routine-Laborprofil

die Schilddrüsendiagnostik: die simultane Bestimmung der Parameter T3, T4 und TSH ist obsolet. Andere stufendiagnostische Verfahren sind z. B. in den Bereichen Gerinnungsdiagnostik, Rheumatologie, Hämatologie und Mikrobiologie etabliert.

Bei der Entwicklung und Anwendung dieser Standards ist zu beachten, dass jedes diagnostische Verfahren mit einer gewissen Fehlerwahrscheinlichkeit (Spezifität und Sensitivität) behaftet ist, die sich bei mehrstufigen Entscheidungsbäumen potenziert. Aus diesem Grund sollten stufendiagnostische Standards vorwiegend bei einfachen medizinischen Fragestellungen angewendet werden. Bei komplexeren Sachverhalten, z. B. bei polymorbiden älteren Patienten, wird man dagegen weiterhin auf die oben diskutierten Laborprofile zurückgreifen. Laborprofile ermöglichen dem behandelnden Arzt einen umfassenderen Überblick und sind weniger anfällig für Fehlentscheidungen als stufendiagnostische Entscheidungsbäume.

Eine transparente Darstellung der Kosten für den einzelnen Laborparameter und für die verfügbaren Profile im KIS kann zum ökonomisch sinnvollen Einsatz beitragen.

Auch in der Radiologie werden Sie Ansatzpunkte finden, durch welche medizinisch unnötige, teure und ggf. strahlenbelastende Maßnahmen vermieden werden können. Doppeluntersuchungen sind ein Thema, und auch die wiederholte Untersuchung mit verschiedenen Modalitäten (z. B. Röntgen/CT/MRT). Auch hier spielen natürlich Prozesse eine Rolle, die teilweise durch eine einfache Absprache zwischen bettenführender Abteilung und Radiologie bzgl. Untersuchungszeiten geklärt werden können.

Zitat aus der Klinik

Oberarzt: »Fast alle unserer akuten Schlaganfallpatienten benötigen eine Kernspintomographie. Auf die müssen wir aber ein paar Tage warten, so dass die Patienten in der Akutsituation erst einmal eine Computertomographie erhalten.«

Und auch die Vorstellung, dass jeder Patient ab einem gewissen Alter vor jeder noch so kleinen Operation eine Röntgenuntersuchung der Lunge benötigt, ist immer noch verbreitet, obwohl dies gemäß Leitlinien seit vielen Jahren obsolet ist. Schließlich sei das postoperative »Kontroll-Röntgen« genannt, welches man sich in vielen Fällen bei unauffälligem klinischen Befund sparen kann – oder welches, sofern indiziert, auch ambulant nach der Entlassung durchgeführt werden könnte.

12.4 Standardisierung komplexer Behandlungsabläufe: Klinische Pfade

Eine erweiterte Version der Standardisierung ist die Etablierung von klinischen Pfaden. Dabei handelt es sich um eine Beschreibung der für eine definierte Patientengruppe optimalen diagnostischen und therapeutischen Leistungen in ihrer zeitlichen Abfolge. Klinische Pfade berücksichtigen interdisziplinäre, interprofessionelle und intersektorale Aspekte und bilden die Basis für eine Pfadkostenkalkulation.

Hauptziele der klinischen Pfade sind die Verbesserung der medizinischen Ergebnisqualität und des wirtschaftlichen Erfolgs durch evidenzbasierte, standardisierte und qualitätssichernde Diagnostik sowie Therapie (»lokale best practice«). Sie ermöglichen eine Prozesskontrolle und -verbesserung sowie eine Kostenkontrolle.

Als positive Begleiteffekte der klinischen Pfade sind zu nennen (Sens et al. 2009):

- Wissensmanagement und Nachschlagehilfe für neue Mitarbeiter
- Führungs- und Steuerungsinstrument für den leitenden Arzt und die Pflegedienstleitung
- Reduktion des Dokumentationsaufwandes
- Verbesserung der Qualität der Dokumentation
- Vereinfachung in der Kommunikation mit dem MDK bei strittigen Abrechnungsfragen
- Unterstützung bei den Entgeltverhandlungen
- Koordination des Einsatzes verfügbarer Ressourcen innerhalb einer DRG
- Grundlage für Evaluation und ständige Verbesserung

Durch zahlreiche Studien konnte belegt werden, dass mit klinischen Pfaden die genannten Ziele, insbesondere auch eine verbesserte medizinische Behandlungsqualität, erreicht werden können. Allerdings sind sowohl die Entwicklung als auch die Umsetzung von klinischen Pfaden sehr aufwendig.

Wenn das Krankenhausinformationssystem eine digitalisierte Umsetzung klinischer Pfade nicht zulässt, dann bietet sich als Option die Gestaltung indikationsbezogener Pfadkurven auf Papier an. Hier werden die Standardmaßnahmen für Ärzte, Pflege, Physiotherapie, Sozialdienst usw. im Rahmen einer klassischen »Fieberkurve« dargestellt. Abbildung 12.2 zeigt beispielhaft eine solche »Pfadkurve« (▶ Abb. 12.2). Ein entscheidender Nachteil dieser analogen Realisierung von klinischen Pfaden ist, dass ein Pfadcontrolling – z. B. die Analyse von Pfadabweichungen – nicht strukturiert möglich ist. Unsere Erfahrung zeigt aber, dass die Etablierung von Pfadkurven – auch papiergestützt – die Prozessqualität deutlich erhöht.

Klinikum Leverkusen gGmbH
Akademisches Lehrkrankenhaus der Universität zu Köln

Klinik für Urologie
TUR-Blase Behandlungspfad

☐ **mit PDD**

Etikett
Name, Vorname
Geburtsdatum

AUSFUHR in ml — **Stuhl/Abführmittel** Urin (ml)			**DK** **Spig.**		**15 ml Bifiteral**	
Diagnostik	**Profil RP2** **BG** **U-Status** (s. Rückseite)				**U-Status nach DK-Zug**	
Infusionen						
Ringer			**1500 ml**		**>venösen Zugang entfernen**	
Lasix			**2 x 10**			
Clexane 20 I.E. sc.			**19:00**		**19:00**	
ärztl. Dokumentation / Med. Verlauf	Visite Uhrzeit	Hz.	Visite Uhrzeit	Hz.	Visite Uhrzeit	Hz.
OP-Befund/Prozedere	OP-Anmeldung erfolgt		Information zum OP-Verlauf geben DK-Entfernung planen		Information zum OP-Verlauf geben	

Abb. 12.2: Ausschnitt aus einer Pfadkurve

12.5 Analyse des kompletten Behandlungsprozesses mit Routinedaten

In diesem Kapitel möchten wir Ihnen zeigen, wie der gesamte Behandlungsprozess durchleuchtet und optimiert werden kann. Dabei gehen wir immer von den medizinischen Sachkosten aus.

In vielen Bereichen ist es möglich, klinische Abläufe mit Routineinstrumenten messbar zu machen und auf diesem Weg Prozesse mit Optimierungspotenzial zu identifizieren. Es geht also um Daten, die ohnehin im Krankenhaus vorliegen. Die wesentlichen Quellen sind der Datensatz nach § 21 Krankenhausentgeltgesetz und die im Krankenhausinformationssystem dokumentierten Informationen.

- Der Datensatz nach § 21 KHEntgG ist ein mächtiges Instrument zur Prozessanalyse. Jedes Krankenhaus verfügt über diesen Datensatz, der sich über einen beliebigen Zeitraum erstrecken kann. In den meisten Häusern wird der Datensatz vom Controlling monatlich aktualisiert, da er auch für andere Zwecke wie z. B. das interne Berichtswesen die Grundlage darstellt.
  In dem Datensatz werden für jeden Behandlungsfall u. a. alle Diagnosen, Prozeduren einschließlich Operationen, interne Verlegungen und abgerechnete DRGs erfasst. Damit ist es z. B. möglich, die durchschnittliche Zeit von der Aufnahme bis zur OP zu analysieren. Zudem können Sie über die Bewegungsstatistik erkennen, wie viele Patienten nach der Operation auf einer Intensiv- oder Intermediate Care (IMC)-Station lagen. Über den § 21-Datensatz sehen Sie zusätzlich nicht nur die Verweildauer, sondern können auch auswerten, wie viele der Patienten vor 12:00 Uhr aus dem Krankenhaus entlassen wurden. Über diesen einfachen Algorithmus können Sie also Prozessparameter definieren, die auf einen reibungslosen Ablaufprozess hinweisen. So können Sie sich Ziele setzten: z. B. wie es gelingen kann, dass 80 % der Patienten am Entlassungstag *wirklich* vor 12.00 Uhr entlassen sind.
- Auch die im Krankenhausinformationssystem (KIS) erfassten Daten lassen sich detailliert auswerten und geben Aufschluss über die Prozessqualität in vielen Bereichen. Zum Beispiel können Sie aus der OP-Dokumentation die durchschnittliche Schnitt-Naht-Zeit auswerten, die Latenz zwischen der Anforderung einer Untersuchung und deren Durchführung, oder die durchschnittliche Zahl der Labor- und Radiologieanforderungen pro Patient.
- Schließlich können auch Qualitätsindikatoren, z. B. aus der externen Qualitätssicherung, Aufschluss über die Prozessqualität geben. Wir sehen hier z. B. wie lange es dauert, bis Patienten mit Hüftfraktur operiert werden, oder wie häufig Grenzwerte für die Strahlenbelastung bei kardiologischen Interventionen überschritten werden.

Diese Liste ließe vermutlich endlos fortführen. Die operativen IT-Systeme des Krankenhauses, in denen medizinische Informationen gespeichert werden, umfassen bisher noch vielfach ungehobene »Datenschätze«.

Praxistipp

Bitte werten Sie die Schnitt-Naht-Zeiten nicht personenbezogen, d. h. nach Operateur, aus – auch wenn der Chefarzt dies wünscht. Solch eine Auswertung ist zustimmungspflichtig und müsste mindestens durch die Mitarbeitervertretung genehmigt werden.

Kommen wir zu einem Beispiel für die Prozessanalyse mit Routinedaten. In Ihren vielen Diskussionen werden Sie bestimmt schon als Argument gehört haben, dass der Einsatz bestimmter (hochpreisiger) Materialien den Gesamtprozess beschleunigt. Ein gern genommenes Beispiel ist der Einsatz von Klammernahtmaterialien. Tatsächlich kann der Einsatz solcher Materialien z. B. bei einer Blinddarmentzündung die Operationszeit (Schnitt-Naht-Zeit) verkürzen. Aber werden damit tatsächlich der Gesamtprozess, die Wirtschaftlichkeit oder die Behandlungsqualität verbessert? Über die Basisdokumentation können Sie gemeinsam diese im Krankenhaus häufig durchgeführte Prozedur intensiver beleuchten und Handlungsempfehlungen ableiten.

In diesem konkreten Fallbeispiel lautet die erste Frage: Wie häufig ist die Blinddarmentzündung ein Notfalleingriff oder ein dringlicher Eingriff? Parameter wäre somit die Zeit von der Aufnahme des Patienten bis zur Dokumentation des ersten operativen OPS-Kodes.

Die nächste Frage lautet, wie viele Patienten außerhalb der Regeldienstzeit operiert wurden. Aus der OP-Dokumentation können Sie dann auch noch die durchschnittliche Schnitt-Naht-Zeit mit und ohne den Einsatz von Klammernahtmaterial analysieren. Und nun können Sie ermitteln: Wie viel Zeit wurde durch den Einsatz teurer Materialien tatsächlich gespart und bedeutet dies, dass in der Regeldienstzeit dadurch eine weitere OP in diesem Saal laufen konnte? Wurden Überstunden vermieden? Ist die OP-Auslastung während der Regeldienstzeit bereits in dem gesteckten Zielkorridor von z. B. 55 % Schnitt-Naht-Zeit erreicht?

Automatisiert werden Sie den intraoperativen, klinischen Befund nicht auswerten können. Das ist aber auch gar nicht notwendig. Denn sehr viel wichtiger ist die richtige Dokumentation des klinischen Befundes anhand von Nebendiagnosen oder ergänzenden OPS-Kodes. Sollte z. B. ein Abszess vorgelegen haben, dann muss er auch dokumentiert werden. Dieser komplexere klinische Befund kann zum einen Einfluss auf das zu verwendende Material haben, zum anderen kann er aber auch den Schweregrad und damit die Refinanzierung der erbrachten Leistung beeinflussen.

Die nächste Betrachtung gilt dem perioperativen (um die Operation herum) Prozess. Wie viele Patienten mussten auf der Intensiv- oder IMC-Station überwacht werden? Hier spiegelt sich die Komplexität der behandelten Fälle wider, die eine Erklärung für eine verlängerte Verweildauer sein kann. Im stationären Behandlungsverlauf könnten Sie analysieren, wie oft und welche Laborparameter abgenommen wurden.

Schließlich sehen Sie sich noch den Abschluss der medizinischen Behandlung, nämlich die Entlassung an. Natürlich ist es Ihr Anspruch, den Patienten und den Angehörigen früh einen verlässlichen Behandlungsplan zu übermitteln. Daher wird auch nach der Operation bereits der voraussichtliche Entlassungstag kommuniziert und der Arztbrief vorbereitet sein. Für die Entlassungen zum Wochenende (Freitag, Samstag, Sonntag) sollte die Medikation rezeptiert sein. Unter diesen Umständen sollten möglichst viele Patienten das Krankenhaus am Entlassungstag vor 12.00 Uhr verlassen haben. Zielwerte können Sie aus Ihren internen Daten und/oder den z. B. aus einem Krankenhausvergleich verfügbaren Daten bilden.

Dies hat wiederum positiven Einfluss auf die morgendlichen Stationsabläufe, bei der die neu aufgenommenen und ggf. an dem Tag zu operierenden Patienten zügig in ihr Patientenzimmer aufgenommen werden können. Das steigert die Patienten- und die Mitarbeiterzufriedenheit in erheblichem Maße.

Praxistipp für die Pflege

Bringen Sie sich ein! Von allen Berufsgruppen, die gemeinsam die Sachkosten steuern, kennen Sie die klinischen Abläufe am allerbesten. Tagtäglich beobachten Sie, wie es durch optimierungsbedürftige Prozesse zu Zeit- und Geldverschwendung und vielleicht sogar zu Qualitätseinbußen kommt. Nutzen Sie die Plattform der Sachkostendialoge, um dies zu formulieren und Themen zu setzen! Gehen Sie nicht davon aus, dass der Controller z. B. weiß, wie lange Ihre Patienten auf eine interne Verlegung warten.

In Ihren Auswertungen und der anschließenden Diskussion mit den Operateuren werden Sie vielleicht gemeinsam feststellen, dass der Einsatz des Klammernahtmaterials kaum Einfluss auf die Verweildauer, die postoperative Überwachung und die Entlassung vor 12.00 Uhr hat. Auch ist die Zeitersparnis während der Operation selbst – insbesondere im Dienst – gar nicht so gravierend.

Dafür hat aber der klinische Befund, den Sie indirekt über die Kodierung und den Schweregrad der Behandlung eruiert haben, einen sehr wesentlichen Einfluss auf das zu verwendende Verbrauchsmaterial und die Schnitt-Naht-Zeit ergeben. Haben Sie also 60–70 % hochkomplexe Fälle und eine ebenso hohe Einsatzquote teuren Materials, dann können sie einen Haken setzen.

Es kann auch sein, dass in der Diskussion ganz andere Handlungsfelder auftauchen, die nun bearbeitet werden können: Wie z. B. die Organisation des Entlassmanagements, die korrekte und vollständige Kodierung von schweregradsteigernden Diagnosen, das Verordnungsverhalten von Laborparametern, die Rezeptierung der Entlassungsmedikation am Wochenende und vieles mehr.

Die Betrachtung der medizinischen Sachkosten dient als Einstieg in die Diskussion der zu Grunde liegenden medizinischen Prozesse.

Sie werden bemerkt haben, dass wir uns bei der Prozessoptimierung auf Beispiele konzentrieren, die in deutschen Krankenhäusern häufig vorkommen. Die Versorgung eines Handgelenkbruches oder eine Blinddarmentzündung wird in universitären Einrichtungen ebenso behandelt wie in einer Schwerpunktklinik. Eben weil es häufige Krankheitsbilder sind, sind die Kenntnisse und Erfahrungen bei dem klinischen Personal unabhängig von der Versorgungsstufe sehr breit. Damit fällt uns ein Vergleich mit anderen Krankenhäusern leichter.

Praxistipp

Beginnen Sie bei der Betrachtung mit den medizinischen Prozessen, die in Ihrer eigenen und Ihren Partnerkliniken häufig vorkommen. Das kann die Versorgung einer Schenkelhalsfraktur oder die Hernienchirurgie, die Implantation eines Herzschrittmachers oder die Gastroskopie (Magenspiegelung) sein. Bei diesen Prozeduren mit einer hohen Serienlänge gibt es nämlich kräftige Stellhebel bei der Steuerung von Prozessen, und Erfolge sind schnell erzielbar. Dies steigert die Motivation aller Beteiligten und erhöht die Akzeptanz der gemeinsamen Steuerung.

12.6 Strategische Optionen

Grundsätzlich beziehen wir uns bei den bisher im Buch gewonnenen Erkenntnissen auf die gegenwärtige Situation und eine entsprechend gesicherte Faktenlage. Diese Faktenlage führt uns zu möglichst vernünftigen Entscheidungen. Wie gehen wir aber mit der Zukunft um? Wir sollten zu erwartende Entwicklungen der Medizin in unsere Überlegungen mit einbeziehen, da wir ansonsten Gefahr laufen, mögliche Chancen zu verpassen. Allerdings müssen wir bei diesen strategischen Optionen mit wesentlich »weicheren« Fakten umgehen und Entscheidungen unter teilweise erheblicher Unsicherheit treffen. Das heißt nicht, auf Fakten zu verzichten und »ins Blaue hinein« zu entscheiden. Wir werden andere Instrumente anwenden, mit denen wir zusätzliche inhaltliche Perspektiven und die zeitliche Entwicklung einbeziehen. Lassen Sie es uns mit einem Beispiel aus der Welt der Digitalisierung versuchen, das erhebliche Wirkung auf die Sachkostenentwicklung hat.

Die Anwendung eines OP-Roboters führt wegen der sehr begrenzt haltbaren Instrumente in Abweichung vom konventionellen Verfahren zu exorbitant hohen Sachkosten. Es gibt keine gegenüber der herkömmlichen Operation verbesserte Finanzierung über einen DRG-Split oder ein Zusatzentgelt bzw. NUB. Schon wegen der höheren Sachkosten resultiert also aus der Umstellung der OP-Methode eine stark reduzierte Rentabilität für den einzelnen Behandlungsfall. Das so erzeugte Defizit lässt sich einfach berechnen, indem wir die bisherigen von den neuen Sachkosten subtrahieren und die Differenz mit der bekannten Fallzahl multiplizieren. Unter Rentabilitätsgesichtspunkten wäre bis hierher also die Einführung der neuen Technik abzulehnen.

Wir müssen neben der heute messbaren Wirtschaftlichkeit der einzelnen Leistung eine Reihe weiterer Perspektiven berücksichtigen, um eine erweiterte Grundlage für eine strategische Entscheidung zu erhalten (Weiß und Porres 2019). Für unser Beispiel wählen wir die folgenden Kriterien:

- Marktsituation und -entwicklung
- Position im abteilungsbezogenen Leistungsportfolio

- Zukünftige Erlöserwartung
- Mengensteigerung
- Qualitätsverbesserung und Patientensicherheit
- Arbeitgeberattraktivität
- Prozesse und Verweildauer
- Ergebnisentwicklung der Klinik

Die festgestellte Unterdeckung je Fall ließe sich durch eine Leistungsmengensteigerung kompensieren. Zur Beurteilung genügt eine Betrachtung der Kosten, die für die nächste durchgeführte Leistung entstehen. Liegen die Erlöse darüber, wirkt der sogenannte Deckungsbeitrag (Differenz zwischen zusätzlichen Erlösen und tatsächlich entstehenden zusätzlichen Kosten) ergebnisverbessernd. Wenn wir also für zusätzliche Leistungen kein zusätzliches Personal brauchen, werden wir das Ergebnis verbessern. Bleibt die Frage, ob und wie viele zusätzliche Patienten zu erwarten sind. Zur Beurteilung des Marktpotenzials können für die Vergangenheit die öffentlich verfügbaren statistischen Daten und für die Zukunft Expertenschätzungen einbezogen werden.

Wirtschaftlichkeit und Marktpotenzial bestimmen die Position der Leistung im Portfolio der einzelnen Abteilung. Auf einer solchen Basis können strategische Entscheidungen für Leistungskomplexe, z. B. eine KLG getroffen werden.

Welche zukünftige Erlöserwartung verknüpfen wir mit der betrachteten Leistung? Das DRG-System bindet mit einem entsprechenden zeitlichen Versatz die Kostenentwicklung der Vergangenheit in die Fallpauschalenkataloge ein. Insofern wird sich die Nutzung einer neuen Technik mit zunehmender Verbreitung in der Höhe der DRG-Vergütung wiederfinden. So ist beispielsweise der Anteil der robotisch unterstützten Prostatektomien von 14 % im Jahr 2012 auf 47 % im Jahr 2017 angestiegen. Die Folge ist ein erheblicher Anstieg der Vergütung für die einschlägige DRG-Fallpauschale M01B.

Ein vorhandenes Marktpotenzial muss erschlossen werden, um die Behandlungsmenge zu steigern und zusätzliche Erlöse zu erzielen. Neben einer Qualitätsverbesserung ist insbesondere das Argument einer steigenden Patientensicherheit besonders wichtig. Im Rahmen einer gezielten Kampagne sind diese Themen vom einzelnen Krankenhaus entsprechend zu kommunizieren, um Erfolg zu haben.

Angesichts des bestehenden Fachkräftemangels gewinnt die Arbeitgeberattraktivität an Bedeutung. So gehört die Ausstattung mit Technik für Ärzte zu den wichtigen Auswahlkriterien für die Arbeitsplatzwahl (Schubert Management Consultants 2013) und kann mithin über die mittelfristige Ausstattung mit qualifiziertem Personal entscheiden.

Insbesondere bei einem Methodenwechsel gehört die durchschnittliche Verweildauer (am besten im Verhältnis zur vom InEK veröffentlichten mittleren DRG-Verweildauer) zu den wesentlichen Messgrößen zur Beurteilung der Effizienzsteigerung.

Alle beschriebenen Teilaspekte können bei der Etablierung einer neuen Methode in der mittelfristigen Betrachtung zu verbesserten Ergebnissen einer Abteilung insgesamt führen – auch in ökonomischer Hinsicht!

Fazit: Um strategische Entscheidungen zu treffen, genügen isoliert kostenrechnerische Ergebnisse nicht. Zur Beurteilung einer strategischen Option ziehen Sie deshalb bitte zusätzliche Kriterien heran.

III Ergänzende Perspektiven

13 Sachkostensteuerung als Führungsinstrument

Wie wir oben beschrieben haben, funktioniert die Sachkostensteuerung über ein Berichtswesen und regelmäßige Gespräche, die so genannten Sachkostendialoge, an denen die unterschiedlichen Berufsgruppen im Krankenhaus – möglichst aus den verschiedenen Hierarchiestufen – beteiligt sind. Denn nur so können die an den Beschaffungs-, Verbrauchs- und Dokumentationsprozessen Beteiligten mit einbezogen werden.

13.1 Change Management

Die von uns für die Sachkostensteuerung empfohlene Kommunikationsstruktur entspricht nicht der typischerweise nach Berufsgruppen sortierten, streng hierarchischen Kommunikation im Krankenhaus. Insofern handelt es sich um eine echte Veränderung für Ihr Unternehmen. Bereichsübergreifende Veränderungen, die sogar zu Kultur- und Verhaltensänderungen führen sollen, werden als Change Management bezeichnet.

Solche Projekte scheitern leicht an internen Widerständen. Die Gründe dafür, das Neue abzulehnen und am Bisherigen festhalten zu wollen, können vielfältig sein. Angst davor, den bestehenden Status, Freiräume oder sogar den Arbeitsplatz zu verlieren. Bequemlichkeit oder fehlende Motivation, sich mit Neuem zu beschäftigen. Das Gefühl, dass das bisher Erreichte nicht hinreichend gewürdigt wurde und einer ungewissen Zukunft geopfert wird. Fehlende Einsicht bzw. Information über das Vorhaben. Und dies sind nur einige Beispiele, die alle sehr ernst zu nehmen sind.

Das heißt nicht, dass wir mit unserem Projekt gar nicht starten sollten, weil es ohnehin scheitert. Wir sollten uns aber darüber klar sein, dass es gar nicht so einfach umsetzbar sein wird. Deshalb müssen wir den Start möglichst gut vorbereiten.

Im ersten Schritt empfehlen wir die Bildung einer informellen Gruppe aus den Meinungsführern in den unterschiedlichen Berufsgruppen und Hierarchiestufen, die von der Notwendigkeit und Sinnhaftigkeit des Projekts zu überzeugen sind und es möglichst zu ihrer eigenen Sache machen. Die oberste Leitung muss unbedingt mit von der Partie sein. Wenn im Unternehmen formale Projektmanagementstrukturen z. B. über ein QM-System etabliert sind, sind diese selbstverständlich zu nutzen. Nach dem Motto »Alles Gute kommt von oben!« kann auch eine Beschlussfassung des Trägergremiums von Nutzen sein, um die besondere Wichtigkeit und strategische Bedeutung des Themas zu verdeutlichen. Mit der Beschlussfassung oder Kenntnisnahme durch das Gremium könnte das Angebot verknüpft werden, regelmäßig über die weitere Entwicklung des Themas zu berichten. Die regelmäßige Informationspflicht (und deren Verankerung im Wiedervorlagemanagement) wird einen wichtigen Beitrag dazu leisten, dass das Projekt nicht versandet, sondern intensiv vorangetrieben und schließlich Teil der Unternehmenskultur wird (Kotter 1996).

13.2 Leader und Manager

Sie merken schon, dass das Ausrufen und der Start unseres Projektes zur Sachkostensteuerung etwas mit einer ganz besonderen Führungsqualität (»Leadership«), mit der die Beteiligten für ein Thema begeistert werden, zu tun hat. Wenn es dann allerdings in den harten Arbeitsalltag überführt wird, geht es um Analysen, die erstellt und besprochen werden müssen, die Erarbeitung machbarer Lösungen bzw. Verbesserungen des jetzigen Zustands und ein Nachhalten, inwieweit die verabredeten Aktivitäten zeitlich und inhaltlich umgesetzt werden. Da ist dann eher der Manager gefragt, der als Projektleiter kontinuierlich und mit Engagement die operative Projektsteuerung übernimmt und dafür über hinreichende zeitliche Ressourcen verfügt. Das hört sich selbstverständlich an, ist es aber in der Realität nicht. Wenn unser Sachkostenprojekt eine hohe Wichtigkeit hat, sollte es folgerichtig auch eine hohe Priorität erhalten, die den Verbrauch der notwendigen Arbeitszeitressourcen rechtfertigt. Benennen Sie zusätzlich einen übergeordneten Projektverantwortlichen, der möglichst der Unternehmensleitung, z. B. als Mitglied der Betriebsleitung, angehört und den Projektleiter stützt. Gönnen Sie dem Projekt einen Lenkungsausschuss, der hochrangig besetzt ist und in zeitlich relativ kurzen Abständen den Projekterfolg begutachtet und zusätzliche Impulse gibt.

13.3 Unternehmensziele und Business Case

Der Erfolg lässt sich nur dann messen, wenn Sie Ziele gesetzt haben und diese laufend mit dem Erreichten vergleichen (Nieto-Rodriguez, Antonio (2018)). Dazu eignet sich der Aufbau eines Rechenmodells, nennen wir es einmal Business Case. Bedenken Sie: Wir wollen unsere geschäftlichen Ergebnisse verbessern. Dem Einsatz der zum Aufbau der neuen Strukturen erforderlichen Ressourcen, seien es die Arbeitszeit des eigenen Personals, die Kosten der notwendigen IT-Struktur wie z. B. ein neuer Datenwürfel für unser Data Warehouse oder das Honorar für das zur Projektunterstützung eingesetzte Beratungsunternehmen, müssen positive Effekte ge-

genüberstehen, die sich in verringerten Sachkosten je Leistungseinheit und/oder verbesserten Prozessen messen lassen.

Die Kernaussage des Business Case »Einführung des Sachkosten-Controlling im Klinikum Großhatzingen« könnte beispielsweise wie folgt lauten: »Wir senken durch die Einführung des Sachkosten-Controlling die Kosten des Bereinigten medizinischen Bedarfs (BMES) von 720 € je Case-Mix-Punkt (CMP) auf 700 € je CMP. Dieses Ziel wird nach einer Projektlaufzeit von zwei Jahren bis zum 31.12.2021 erreicht. Bei einem Case-Mix-Volumen von 10.000 Punkten p. a. entspricht das einer Kostenreduzierung von 200 T€. Die dazu erforderliche Erweiterung des Data Warehouse wird mit 5.000 € einmalig und 1.000 € jährlicher Softwarepflege veranschlagt. Die internen Personalaufwendungen für das Projekt liegen bei 30.000 € p. a., die Beratungskosten werden mit zunächst 40.000 € kalkuliert. Es ergibt sich ein Ergebniseffekt von mehr als 120 T€.«

Wir kennen nun also unser Projektbudget und den angepeilten Effekt des Projekts für unser Krankenhaus, der sich im weiteren Verlauf näher bestimmen lassen wird. Der regelmäßig gemessene Erfolg zeigt den Projektfortschritt und rechtfertigt den weiteren Mittel- und Arbeitszeiteinsatz, der benötigt wird, um das Projekt fortzuführen.

Die beschriebenen Ziele unseres Projekts sollten in das Zielsystem unseres Krankenhauses passen. Das Erreichen von Wirtschaftlichkeit und damit auch der finanziell angemessene Materialeinsatz gehört zu den übergeordneten Zielen eines jeden Unternehmens und damit auch eines Krankenhauses, unabhängig davon, ob es gemeinnützig ist oder nach Gewinn strebt. Insofern taugt das oben formulierte Ziel als Unternehmensziel und kann so in den mehr oder weniger kurzfristigen Zielkatalog des Krankenhauses übernommen werden und damit Teil der Unternehmensstrategie werden. Zur Umsetzung auf der Abteilungsebene ist es allerdings noch nicht hinreichend operationalisiert und kann deshalb nicht unmittelbar genutzt werden. Es liegt in der Natur der Sache, dass der Einsatz von medizinischem Bedarf von Fach zu Fach stark unterschiedlich ist. Beispielsweise wird eine Kardiologie vergleichsweise hohe Sachkosten im Verhältnis zum Umsatz haben, weil dort häufig hochpreisige Implantate wie Defibrillatoren oder Herzschrittmacher verwendet werden, während dies in einer allgemeinen Pädiatrie nicht der Fall ist und demgegenüber geringe Kosten entstehen. Deshalb müssen die abteilungsspezifischen Ziele unbedingt individuell entwickelt werden.

13.4 Individuelle Zielvereinbarungen und Medizinethik

Können die Abteilungsziele auch zu persönlichen Zielen werden? In Deutschland ist es mittlerweile gängige Praxis, dass die Führungskräfte der Kliniken bis zur Ebene der Oberärzte so genannte Zielvereinbarungen mit der Unternehmensleitung abschließen. Angesichts der öffentlichen Diskussion über die Ökonomisierung des Gesundheitswesens sollten wir uns Gedanken zur medizinethischen Vertretbarkeit vor allem der in den persönlichen Zielvereinbarungen festgelegten Ziele machen. Seit 2016 schreibt das Sozialgesetzbuch (SGB V) in § 135c vor, dass die von der Deutschen Krankenhausgesellschaft herausgegebenen Formulierungshilfen für Chefarztverträge im Benehmen mit der Bundesärztekammer entwickelte Empfehlungen enthalten sollen, mit denen Zielvereinbarungen ausgeschlossen werden sollen, die auf finanzielle Anreize abstellen. Insbesondere solche für einzelne Leistungen, Leistungsmengen, Leistungskomplexe oder Messgrößen hierfür. Auf den ersten Blick sind wir mit unseren Sachkosten nicht betroffen. Eine hilfreiche Quelle zum Thema sind die Empfehlungen der Bundesärztekammer und des Verbands der leitenden Krankenhausärzte. Danach werden die ökonomischen Inhalte von Zielvereinbarungen nach der folgenden Faustregel bewertet: »Solange betriebswirtschaftliches Denken dazu dient, eine indizierte Maßnahme möglichst wirtschaftlich und effektiv umzusetzen, ist es geboten. Der Rubikon ist überschritten, wenn ökonomisches Denken zur Erlössteigerung die medizinische Indikationsstellung und das dadurch bedingte ärztliche Handeln beeinflusst.« (Deutsches Ärzteblatt 2013)

Im Fall der Sachkostensteuerung besteht in der Tat das Ziel, indizierte Maßnahmen möglichst wirtschaftlich und effektiv (ohne Verschwendung wertvoller Ressourcen) zu ermöglichen. Die ärztliche Indikationsstellung wird dabei ausdrücklich nicht berührt. Der Begriff Wirtschaftlichkeit beschreibt in diesem Zusammenhang die Notwendigkeit, entweder mit den gegebenen Mitteln den größtmöglichen Ertrag zu erwirtschaften oder für einen bestimmten Ertrag die geringst möglichen Mittel einzusetzen. Der optimale Einsatz der Ressource Geld optimiert auch die den Patienten zugutekommenden medizinischen Leistungen. Die Kunst des Sachkosten-Controllings besteht darin, die Akteure aus Medizin und Pflege beim möglichst optimalen Einsatz der vorhandenen Mittel zu unterstützen. Dafür benötigen wir ein in der Unternehmenskultur verankertes Controlling-System, das durch gute Prozesse, insbesondere Kommunikationsprozesse und entsprechende IT-Werkzeuge unterstützt wird. Nur so wird eine zielgerichtete Steuerung des Krankenhauses und eine gute Koordination aller Organisationseinheiten, auch in Sachen Qualität, erst möglich. Insofern ist das Sachkosten-Controlling, als ökonomisch bestimmte Handlungsweise mit der Zielsetzung einer optimierten Ressourcenallokation, zutiefst ethisch (Weiß 2018)!

14 Beratung

Um das Projekt noch weiter zu beschleunigen und zügig Erfolge zu erzielen, bietet sich externe Hilfe beim Aufbau eines auf den Sachbedarf bezogenen Controlling-Konzepts an.

Die wichtigsten Ansatzpunkte der externen Beratung sind:

- die Entwicklung eines klaren Projektplans mit realistischen und realisierbaren Zielen,
- die Herstellung eines aussagefähigen Berichtswesens,
- die Projektleitung und insbesondere die Moderation der neu eingeführten Sachkostendialoge.

Um wirksam unterstützen zu können, sollte ein Beratungsunternehmen zu diesem Thema über ausgeprägtes Knowhow und Erfahrung verfügen. Es geht hier nicht um ein Herantasten und die Entwicklung eines Sonderweges, sondern die Umsetzung eines klaren Konzepts. Insofern sollte die Beratung tiefe Kenntnisse über den Medikalprodukte-Markt und die Handlungsstrategien der Krankenhäuser sowie der Einkaufsorganisationen verfügen, ferner über die technischen Möglichkeiten zur Überführung der aus den operativen Systemen extrahierten Daten in ein konsistentes Berichtswesen. Und schließlich sollten Berater mit medizinisch-pharmazeutischem Hintergrund eingesetzt werden, die in der Lage sind, die interdisziplinär aus Medizinern, Pflegekräften, Apothekern, Einkäufern, Controllern und ggf. Geschäftsführern zusammengesetzten Arbeitsgruppen zu führen.

Im Zuge der weiteren Entwicklung sollte das Krankenhaus das eingeführte Konzept schrittweise in das eigene Controlling-System überführen. Auch auf Dauer erscheint es sinnvoll, insbesondere das übergreifende Marktwissen eines Beratungsunternehmens in regelmäßigen Abständen einzubeziehen. Die externe Unterstützung sollte hinsichtlich ihrer Wirksamkeit und einer ggf. erforderlichen Anpassung des Konzepts regelmäßig überprüft werden.

Praxistipp

Der (eventuell schrittweise) Ausstieg aus der Beratungssituation sollte von Anfang an Teil des Projektplans sein. Insofern muss der mittelfristige Aufbau hauseigenen Knowhows und der erforderlichen Personalkapazität mit vorgesehen werden.

15 Einbeziehung von Einkauf und Logistik

Die Preise für medizinische Sachkosten werden häufig durch eine verbindlich nachgefragte Menge beeinflusst. Insofern sind Möglichkeiten zur Straffung des Produktportfolios sowie zur Bündelung der Nachfrage, z. B. über Einkaufsgemeinschaften, kontinuierlich zu analysieren. Die Einkaufs-, Transport- und Lagerungsprozesse sind weitere auf die Kosten wirkende Treiber.

15.1 Einkaufsgemeinschaften

Die Preiskomponente liegt primär im Fokus des Einkaufs. Da die zu erzielenden Preise allerdings in großem Maße von der vom Lieferanten erwarteten Absatzmenge abhängen, ist auch bei diesem Thema eine gute Kooperation mit Medizin und Pflege für den Erfolg entscheidend. Die Bündelung der Artikel auf möglichst wenige Lieferanten setzt eine möglichst weitgehende Standardisierung voraus (Güldner und Vladusic 2017). In Standardisierungsprojekten wählen die Bedarfsträger »ihre« Produkte nach Kriterien wie Qualität und Anwenderfreundlichkeit aus. Eine weitgehende Verbindlichkeit sichert hohe Bestellmengen mit entsprechenden Verhandlungsvorteilen für die Preisgestaltung (Schmuda 2014). Eine Single-Sourcing-Strategie bündelt die Beschaffung eines Produkts oder einer Produktgruppe auf einen Lieferanten. Die Bündelung von Abnahmemengen bietet sicherlich Preisvorteile. Auf der anderen Seite birgt die Bindung an einen Lieferanten Risiken bei Produktionsausfällen, die abhängig vom Artikel sogar die Arbeitsfähigkeit des Krankenhauses gefährden können. Durch den Einkauf im Verbund eines Krankenhauskonzerns oder einer Einkaufsgemeinschaft können die Mengenvorteile noch erweitert werden. Die Mehrzahl der deutschen Krankenhäuser ist einer Einkaufsgemeinschaft angeschlossen, die nicht selten über Einkaufsvolumina von mehr als einer Milliarde € p. a. und damit über eine erhebliche Marktmacht verfügen (Kischkewitz 2017).

Die Kooperationstypen der Einkaufsgemeinschaften können nach dem Zentralisierungsgrad der Einkaufsorganisation und der Breite des gemeinsam beschafften Produktspektrums unterschieden werden (Krütten 2005). Die höchste Verbindlichkeit nach dieser Klassifikation (und vermutlich größte Wirksamkeit) erreichen am ehesten die privaten Krankenhausketten, die über klar geregelte Beschaffungsrichtlinien und -kompetenzen verfügen.

Die Einkaufsgemeinschaften sind häufig genossenschaftlich und teilweise als Kapitalgesellschaften organisiert, es gibt trägertypassoziierte (z. B. konfessionelle) und regional agierende Gemeinschaften.

Hier eine Auswahl deutscher Einkaufsgemeinschaften:

- Agkamed GmbH, Einkaufsvolumen 1 Mrd. € (www.agkamed.de)
- Clinicpartner eG, Einkaufsvolumen 1,3 Mrd. € (www.clinicpartner-eg.de)
- EKK eG, Einkaufsvolumen 1,1 Mrd. € (www.einkaufsgemeinschaft-kommunaler-krankenhaeuser.de)
- Einkaufskooperation EK-UNICO, Einkaufsvolumen 1,4 Mrd. € (www.ek-unico.de)
- P.E.G. Einkaufs- und Betriebsgenossenschaft eG, Einkaufsvolumen 920 Mio. € (www.peg-einfachbesser.de)
- Prospitalia GmbH, Einkaufsvolumen 2,4 Mrd. € (www.prospitalia.de)
- Sana KlinikEinkauf GmbH, Einkaufsvolumen 2,3 Mrd. € (www.sana-einkauf.de)

Neben der Hebelwirkung auf den Preis und der direkten Entlastung des Einkaufs von Preisverhandlungen bieten die Einkaufsgemeinschaften mittlerweile zusätzliche Dienstleistungen an, wie z. B. das Bereitstellen von e-Business-Plattformen und die Durchführung von Wirtschaftlichkeitsanalysen.

Nach der Einschätzung der Autoren überwiegen die Vorteile der Mitgliedschaft in einer Einkaufsgemeinschaft – in erster Linie Preissenkungen wegen der erhöhten Nachfragemacht und die zeitliche Entlastung des Einkaufs – gegenüber den Nachteilen, insbesondere Verlust ggf. vorhandener eigener Wettbewerbsvorteile und der Autarkie in der Produktauswahl.

Überprüfen Sie in regelmäßigen Abständen, ob »Ihre« Einkaufsgemeinschaft noch die besten Ergebnisse für das von Ihnen benötigte Sortiment erbringt.

Der Blog »Zukunft Krankenhauseinkauf« empfiehlt, alle vier Jahre zu überprüfen, ob die aktuelle Einkaufsgemeinschaft noch der richtige Partner ist. Neben der Preisstruktur können die Antworten auf die folgenden Fragestellungen eine Rolle bei der Auswahl spielen (Krojer 2017):

- Welche Warenkörbe stelle ich der Einkaufsgemeinschaft zur Preisanalyse zur Verfügung?
- Welche Warengruppen sind für meine Einrichtung entscheidend?
- Sind meine Warenkörbe und Mengenangaben für die nächsten drei Jahre repräsentativ und konstant? (Chefarztwechsel? Änderung medizinisches Klinikportfolio?)
- Sind meine Lieferanten bei der Einkaufsgemeinschaft gelistet?
- Habe ich alle meine Preisvergünstigungen, Rückvergütungen, Boni und Sonderleistungen meiner Lieferanten im Preisvergleich berücksichtigt?
- Möchte ich aus mehreren Lieferanten pro Warengruppe frei auswählen (zum Beispiel drei Lieferanten)?

- Wie stark kann ich als Einkäufer oder Geschäftsführer Einfluss auf meine Chefärzte bei der Produktentscheidung ausüben?
- Wie erfolgt die richtige Produktabmischung in meiner Einrichtung?
- Habe ich die volle Unterstützung der Geschäftsführung bei der Umsetzung eines Wechsels der Einkaufsgemeinschaft?
- Wie stark ist mein operativer und strategischer Einkauf aufgestellt?
- Welche IT-Tools habe ich derzeit im Einkauf im Einsatz?
- Welche IT-Tools benötige ich zur Erreichung meiner Einkaufsziele?
- Kann mich die Einkaufsgemeinschaft bei der Umsetzung meiner Digitalisierungsstrategie unterstützen?
- Welche Wissensdatenbanken bieten die Anbieter an, um mein Produkt-Portfolio, Kosten und Erlöse besser steuern zu können?
- Welche Vor-Ort Betreuung erwarte ich von einer Einkaufsgemeinschaft?
- Benötige ich eine logistische Dienstleistung?
- Möchte ich mich als Mitglied stark in die Einkaufsgemeinschaft und Verhandlungen einbinden?
- Welche Weiterbildungsangebote sind mir wichtig?

15.2 Logistik

Vom Erkennen eines Bedarfs auf den Stationen und Funktionen eines Krankenhauses bis zur Lieferung und Verwendung am Patienten sind viele Schritte zu durchlaufen, die in den Krankenhäusern mehr oder wenig gut organisiert sind. Die dafür erforderliche Kommunikation, die Transporte und sonstigen Bearbeitungsvorgänge sind Inhalte des so genannten Supply Chain Managements (SCM). Ziel ist die ganzheitliche Betrachtung und Optimierung des Versorgungsprozesses vom Hersteller bis zum Patienten auf der Station oder in der Funktion. Als Resultate der Optimierung sind eine erhöhte Versorgungssicherheit und die Reduzierung der Logistikkosten zu erwarten. Eine Reihe von Problemen ist sicherlich durch das Fehlen einheitlicher Produktnummern im Medikalbereich (entsprechend der Global Trade Item Number (GTIN), früher EAN) derzeit noch unlösbar (z. B. ein unmittelbar nutzbarer Barcode). Lösbar erscheinen auf der Ebene des einzelnen Krankenhauses andererseits die Punkte, die mit einer Optimierung der internen Logistik zu tun haben.

- Wie werden Bestellungen von der Station ausgelöst?
- Gibt es dafür eine gute, möglichst für alle Güter und Leistungen einheitliche Software-Oberfläche?
- Sind die Schwellenmengen in den Schränken, deren Erreichen optimalerweise automatisch eine Bestellung auslöst, richtig definiert – also so, dass auch vor Feiertagen ein manuelles Eingreifen nicht nötig ist?
- Wie ist die notwendige Frequenz der Belieferung der Station durch den Transport- oder besser Versorgungsdienst (je häufiger, desto aufwendiger)?

Diese Liste der Ansatzpunkte ließe sich noch lange fortführen, das würde allerdings hier zu weit führen. Die Autoren gehen davon aus, dass in den Logistikprozessen der Krankenhäuser ein erhebliches Verbesserungspotenzial besteht (s. a. Kischkewitz 2017). Häufig folgt die Aufbaustruktur nicht den Prozessen. D. h., Einkauf, Apotheke, Läger, Transportarbeiter und Versorgungsassistenten gehören ganz unterschiedlichen Organisationseinheiten an, wodurch ein entsprechender Abstimmungsbedarf bzw. vermeidbares Reibungspotenzial erzeugt wird. In der einschlägigen Literatur wird die Chance zur Kostenreduzierung recht uneinheitlich mit 3 %, 20 % oder gar über 50 % eingeschätzt. Seriös lässt sich das sicher nur für das einzelne Haus individuell ermitteln. Weitgehende Einigkeit herrscht allerdings darüber, dass vor einer Digitalisierung der Prozesse diese zunächst einmal geordnet und optimiert werden müssen. Es macht wenig Sinn, bestehende schlechte Prozesse in IT-Lösungen zu überführen.

Ein Beispiel für eine logistikrelevante Prozessänderung ist die Einführung eines Unit-Dose-Roboters in der krankenhauseigenen Apotheke. Was ist der Vorteil dieser automatisierten Portionierung von Medikamenten? Bisher fordert die Station die Medikamente in einzelnen Packungen in der Apotheke an. Die Tabletten sind wie in der öffentlichen Apotheke geblistert (also in eine Verpackung eingeschweißt) und werden auf der Station vom Pflegepersonal nach der vorliegenden Patientendokumentation in das Dosiersystem gefüllt. Im neuen Prozess werden die oral zu verabreichenden Medikamente per IT-System für den einzelnen Patienten individuell angefordert. Die Anforderungsdaten werden vom Arzt bei jeder Änderung validiert und freigegeben, anschließend über eine Schnittstelle an die Software des Unit-Dose-Roboters übergeben. Im Wege des IT-Prozesses kann – möglichst im Zuge der Anforderung - zusätzlich eine Umsetzung der mitgebrachten Patientenmedikation auf die Hausliste und/oder eine Kontrolle möglicher Wechselwirkungen der verordneten Medikamente stattfinden. In jedem Falle verpackt der Roboter in der Apotheke die notwendigen Medikamente für unseren Patienten personalisiert und je Einnahmezeitpunkt in ein separates Papiertütchen. Für ein solches Projekt wird das Rechnen etwas komplizierter, weil die Kosten der Investition zu berücksichtigen sind. Eine besondere Rolle bei der Entscheidung spielt in dem Fall die Perspektive der Patientensicherheit. In zahlreichen Studien wird die Fehlerträchtigkeit des Medikationsprozesses auch im Krankenhaus beschrieben (Valentin et al. 2009). Mit der beschriebenen Prozessänderung schließen wir folgenträchtige Fehler beim manuellen Zuordnen und Vorbereiten (»Stellen«) der Medikamente durch die Stationspflege, die häufig in der Nacht erfolgt, aus. Deshalb empfiehlt das Aktionsbündnis Patientensicherheit in seiner »Checkliste Arzneimittelsicherheit im Krankenhaus« die Anwendung eines Unit-Dose-Roboters.

16 Mehrstufige Bereichsergebnisrechnung (MBE)/Deckungsbeitragsrechnung

Sowohl die Kosten der krankenhausinternen Logistik als auch die Kosten des medizinischen Bedarfs finden sich in den üblichen abteilungsbezogenen Deckungsbeitragsrechnungen der Krankenhäuser wieder. Die Logistikkosten in der Regel im Gemeinkostenblock, weil sie nicht unmittelbar den die Leistung in Anspruch nehmenden Organisationseinheiten zugerechnet werden. Der Sachbedarf wird per Anforderung kostenstellenbezogen erfasst und ist dementsprechend dem Verbraucher direkt zugeordnet. Der Deutsche Verein für Krankenhauscontrolling (DVKC) setzt sich aktuell (2020) für das Konzept einer mehrstufigen Bereichsergebnisrechnung (MBE) ein, in dem Verrechnungspreise möglichst auf Vollkostenbasis zu ermitteln sind. Damit soll eine Gewinnverschiebung zwischen den Organisationseinheiten möglichst weitgehend verhindert und ein Drittvergleich (z. B. Häuser mit eigener und Lieferapotheke) ermöglicht werden. Für den medizinischen Bedarf bedeutet das, dass die Artikel nicht einfach zu Einkaufspreisen abgegeben werden können. Vielmehr sind sie für die Abnahme in der einzelnen Verbrauchsstelle wie unter »fremden Dritten« mit Kosten der Beschaffung, Lagerung und Lieferung zu berücksichtigen. In einem vorgelagerten Schritt wären daher über einen so genannten Betriebsabrechnungsbogen zunächst die dem Einkauf, der Apotheke und dem Lager zuzuordnenden Gemeinkosten (für Gebäude, Heizung, Personalverwaltung usw.) dorthin zu verrechnen. Mit der Aufnahme der zusätzlichen Komponenten werden die echten Kosten des medizinischen Bedarfs deutlich. Die neu geschaffene Transparenz könnte die Motivation zur Optimierung der Logistikprozesse steigern. Außerdem wird so ein Quervergleich zwischen Häusern mit eigener Versorgung und solchen mit einer Lieferapotheke möglich.

17 Benchmarking und Standardisierung

Die erfolgreiche Steuerung von Sachkosten sollte durch Vergleichsdaten aus anderen Krankenhäusern im Rahmen von Betriebsvergleichen oder sogar Benchmarking-Projekten unterstützt werden. Vergleiche sind grundsätzlich auf der Ebene aller vier Schritte denkbar. Als Voraussetzung für aussagekräftige Vergleiche muss die Erfassung der zugrunde liegenden Basisdaten standardisiert werden. Zum Beispiel müssen je nach Schritt die Kontierungssystematik, die Definition des steuerbaren (bereinigten) Sachbedarfs, die Definition der Warengruppen und die Ermittlungslogik des Case Mix aufeinander abgestimmt sein. Aktuell (2020) arbeitet der DVKC intensiv daran, auch in dieser Hinsicht standardisierte Strukturen für das Controlling der deutschen Krankenhäuser zu entwickeln.

18 Ausblick

Der Druck auf die Sachkosten wird tendenziell zunehmen.

Erstens deshalb, weil den Personalkosten durch eine gezielte Verlagerung von Sachkostenanteilen innerhalb der DRGs ein breiterer Rahmen innerhalb des deutschen Krankenhausfinanzierungssystems eingeräumt worden ist und zweitens in einem weiteren Schritt seit 2020 die Kosten für das Pflegepersonal (am Bett) dem Selbstkostendeckungsprinzip zugeführt worden sind.

Den Krankenhäusern ist deshalb dringend zu empfehlen, ein schlagkräftiges Sachkosten-Controlling einzuführen, um den in der eigenen Steuerung verbliebenen Kostenblock des medizinischen Bedarfs beeinflussen zu können. Um nachhaltige Verbesserungen erzielen zu können, müssen die Beteiligten die künstlich errichteten Barrieren zwischen Medizin und Ökonomie überwinden und interprofessionell zusammenarbeiten. Dieser Anspruch gilt nicht nur für den Ausschnitt eines professionellen Sachkosten-Controllings, sondern für die Gesamtsteuerung des Krankenhauses oder eines Konzerns, in die der im Buch beschriebene Ansatz sinnvoll eingebettet werden sollte.

Der Megatrend der Digitalisierung wird auf die weitere Ausbaufähigkeit der Sachkostensteuerung wirken. Zum einen werden die Prozesse selbst (z. B. die Beschaffungsprozesse) durch eine zunehmende Digitalisierung optimiert werden können (von Eiff 2018). Andererseits wird die zunehmende Verfügbarkeit von Daten aus den operativen IT-Systemen unser Wissen über Prozesse und Verbräuche und damit deren Steuerungsfähigkeit verbessern. Nutzen Sie die Chance und räumen Sie den erforderlichen Anpassungen Ihrer IT-Landschaft eine hohe Priorität ein! Das berühmte Zitat von Peter Drucker gilt ganz sicher immer noch: »If you can't measure it, you can't manage it.«

Literatur

Augurzky, B., Pilny, A., Wübker, A. (2015): Krankenhäuser in privater Trägerschaft 2015. RWI Materialien, No 89.

Bundesapothekerkammer (2014): Empfehlungen der Bundesapothekerkammer zur Qualitätssicherung/Versorgung der Krankenhauspatienten durch Apotheken.

Deutsches Ärzteblatt (2013): Zielvereinbarungen in Chefarztverträgen: Und führe uns nicht in Versuchung. 110(49): A-2392 / B-2108 / C-2032.

Deutsches Krankenhausinstitut (DKI) (2013): Krankenhausbarometer 2013. Düsseldorf. (https://www.dki.de/sites/default/files/downloads/krankenhaus_barometer_2013.pdf, Zugriff am 01.11.2015).

Von Eiff, W. (2018): Folgen der Digitalisierung für Einkauf und Logistik. In: HCM 04/2018: 40–43.

EKK eG (2018): Einkaufsgemeinschaften erarbeiten gemeinsamen Stammdatenpool. Newsletter aktuell 02/2018: 4. (https://www.gdekk.de/fileadmin/PDF_aktuell__Newsletter_/aktuell_1802.pdf, Zugriff am 14.01.2020)

Falcon, P., Leonhardt, P. (2019): Kennzahlen für eine bessere Medizin. In: KU Gesundheitsmanagement 6/2019.

Güldner, K., Vladusic, A. (2017): Standardisierung und Sortimentsstraffung. In: Webel, Dirk (Hrsg.): Sachkosten im Krankenhaus (2017). Stuttgart: Kohlhammer. S. 59–73.

Hentze, J., Kehres, E. (Hrsg.) (2010): Krankenhaus-Controlling. Stuttgart: Kohlhammer.

Hiller, S. (2014): Target Costing. Hamburg: Bachelor + Master Publishing.

Hoffmann, A. et al. (2018): Kalkulierte Willkür – Analyse des InEK-Sachkostenkonzepts. In: f&w Führen und wirtschaften im Krankenhaus. 02/2018: 2. (https://www.imc-clinicon.de/sites/imciges.de/myzms/content/e1957/attBoxItems2013/pub_item2014/Sonderdruck_fuw_Kalkulierte_Willkr_2_2018_IMC_ger.pdf, Zugriff am 14.01.2020).

InEK Institut für das Entgeltsystem im Krankenhaus (2018): www.g-drg.de, Zugriff am 14.01.2020:

Inverto GmbH: Krankenhaus Desk Research 2017. (https://www.inverto.com/publikationen/sachkosten-im-krankenhaus/, Zugriff am 14.01.20).

Kischkewitz, J.-C. (2017): Krankenhausstudie – Signifikante Einsparpotenziale bei Sachkosten. In: Webel, D. (Hrsg.) (2017): Sachkosten im Krankenhaus – Medizinischer Bedarf. Ein Handbuch. Stuttgart: Kohlhammer. S. 22–33.

Königer, K., Wenning, P. (2015): An den richtigen Stellen schrauben – Einkaufsstudie 2015: über 5 % Einsparpotenzial in den Sachmitteln. In: KU Gesundheitsmanagement 10/2015: 62 ff.

Kotter, J. P. (1996): Leading Change. München: Vahlen

Krojer, S.: Zukunft Krankenhauseinkauf (2017). (https://www.zukunft-krankenhaus-einkauf.de/2017/07/17/wer-ist-der-könig-der-einkaufsgemeinschaften/, Zugriff am 02.06.2019).

Krütten, J. M. (2005): Zukünftige Relevanz und Konsequenzen von Krankenhaus-Einkaufskooperationen für Medizintechnologie-Anbieter in Deutschland. (www.bvmed.de/download/studie-einkaufskooperationen.pdf, Zugriff am 22.10.2015).

Maier, B., Crasselt, N., Heitmann, C. (2018): Controlling im deutschen Krankenhaussektor 2018/2019. (https://www.curacon.de/impulse/studien/studie/425-krankenhauscontrolling-studie-201819/, Zugriff am 16.01.2020).

Nieto-Rodriguez, A. (2018): Das Geheimnis erfolgreicher Projekte. In: Harvard Business Manager 10/2018: 16.

Roeder, N., Bunzemeier, H., Heumann, M. (2015): Das KHSG und seine potenziellen Auswirkungen auf die Leistungsvergütung der Krankenhäuser. In: Das Krankenhaus 07/2015: 632–635.

Roland Berger Krankenhausstudie (2017) (https://www.rolandberger.com/de/Publications/Krankenhausstudie-2017.html, Zugriff am 14.01.2020).

Roland Berger Krankenhaus-Restrukturierungsstudie (2015) (https://www.rolandberger.com/publications/publication_pdf/roland_berger_krankenhaus_restrukturierungsstudie_deutschland_20150301.pdf, Zugriff am 20.01.2020).

Schmuda, D. (2014): Verbindlichkeit im Verbund. In: f&w 11/2014: 1068.

Schepers, J., Weiß, A. (2014): Das Leverkusener Modell der Abteilungsgerechten Ergebnisrechnung (agere). In: Zapp, W., Terbeck, J. (Hrsg.): Kosten- versus Erlösverteilung im DRG-System. Wiesbaden: Springer Gabler.

Scholze K., Wenke M., Schierholz R., Groß, U., Bader O., Zimmermann O., Lemmen, S., Ortlepp, J. R. (2015): The reduction in antibiotic use in hospitals – a retrospective single-center study on microbiological characteristics and mortality. Dtsch Arztebl Int 112: 714–21:

Schubert Management Consultants GmbH & Co. KG (2013). Arbeitgeberattraktivität deutscher Krankenhäuser 2013. Köln: Deutscher Ärzte-Verlag.

Sens, B., Eckardt, J., Kirchner, H. (2009): Praxismanual Integrierte Behandlungspfade. Das Erfolgs-Rezept! Aus der Reihe: Gesundheitswesen in der Praxis. Heidelberg: Economica Verlag.

Statistisches Bundesamt (2018): Fachserie 12, Reihe 6.3, Wiesbaden 2018.

Stoeff, D., Wagner, K. (2012): Die DRG-Kostenmatrix des InEK. In: Das Krankenhaus 09/2012: 885-898 ff.

Valentin, A., Capuzzo, M., Guidet, B., Moreno, R., Metnitz, B., Bauer, P., Metnitz, P.: Fehler bei der parenteralen Medikamentenverabreichung auf Intensivstationen. Eine prospektive, multinationale Studie. In: Deutsches Ärzteblatt 16/2009: A771 – A777.

Weiß, A., Leonhardt, P (2017): Teamplayer sind gefragt. In: f&w 04/2017: 322.

Weiß, A., Leonhardt, P. (2017): Controlling und Steuerung von Sachkosten und medizinischem Bedarf. In: Webel, D. (Hrsg.) (2017): Sachkosten im Krankenhaus – Medizinischer Bedarf. Ein Handbuch. Stuttgart: Kohlhammer. S. 34–59.

Weiß, A., Porres, D. (2019): Rechnet sich der Roboter? In: Stoeff, C., Krämer, N., Heitmann, C. (Hrsg.) (2019): Digitale Transformation im Krankenhaus. Thesen, Potenziale, Anwendungen. Kulmbach: Mediengruppe Oberfranken-Fachverlage GmbH & Co. KG. S. 329–340.

Wikipedia 2019: Rote Liste (Arzneimittel). (https://de.wikipedia.org/wiki/Rote_Liste_(Arzneimittel), Zugriff am 14.01.2020).

Zapp, W., Oswald, J., Neumann, S., Wacker, F. (2015): Controlling und Reporting im Krankenhaus. Stuttgart: Kohlhammer.

Zapp, W., Oswald, J. (2009): Controlling-Instrumente für Krankenhäuser. Stuttgart: Kohlhammer.

Abbildungs- und Tabellenverzeichnis

Register

K

L

M

N

O

P

R

S

T

U

V

W

Z